KB030658

최신판

간호 조무사

핵심요약과 출제문제

크라운출판사
http://www.crownbook.com

이 책을 펴내며…

이 길을 걷기로 한 그대에게
나는 일생을 의롭게 살며 전문 간호직에 최선을 다할 것을 하느님과 여러분 앞에 선서합니다.
나는 인간의 생명에 해로운 일은 어떤 상황에서도 하지 않겠습니다.
나는 간호의 수준을 높이기 위하여 전력을 다하겠으며,
간호하면서 알게 된 개인이나 가족의 사정은 비밀로 하겠습니다.
나는 성심으로 보건의료인과 협조하겠으며,
나의 간호를 받는 사람들의 안녕을 위하여 헌신하겠습니다.

나이팅게일 선서문(Nightingale Pledge)이다. 어떤 한 직역만의 선서문이라 할 수 없음은 간호가 필요한 대상자를 돌보는 그 누구라도 언제나 마음에 새겨야 할 기본이기 때문이다.

간호조무사는 각급 의료기관에서 그 수가 차지하는 비중이 상위 4위 안에 해당하는 직종으로 그 역할과 기대가 적지 않지만, 업무 환경이나 직종의 발전 속도가 상대적으로 더딤은 부인할 수 없다. 그러나 의료기관에서 진료와 간호의 상당 부분을 간호조무사에게 의존하고 있는 현실을 보더라도 향후 간호조무사의 명확한 법적 지위 획득과 의료분야 핵심 인력으로서 인정받을 날이 머지않아 보인다.

이러한 순간 여러분에게 가장 중요한 것은 전문직으로서 가져야 할 비전과 직업에 대한 정체성이라고 강조하고 싶다. 이에 큰 영향을 미치는 것이 바로 직업을 갖기까지의 과정에서 만나는 존경할 만한 지도자와 환경이라 할 수 있다.

그래서 몰래 꼭 들려주고 싶은 이야기가 있다.
7년간 간호학원 원장으로 학원계의 지축을 울리던 인생 선배가 소중한 이야기를 짧고 재미있게 형식 없이 들려주고자 하니 편하게 읽어 내려가길 바란다.

"들려주고 싶은 말 : 좋은 간호학원을 선택해야 한다는 것 "
좋은 학원에서 좋은 선생님들을 만나는 일은 행운이다. 이러한 행운은 임상 현장에서 어려운 상황에 던져질 때 흔들리지 않고 걸어가게 하는 큰 힘으로 작동한다. 이미 여러 학원의 홈페이지를 둘러보고 방문하여 상담도 하였을 것이다. 그리고 선택 앞에 망설이고 있을지 모른다.

우선 학원은 직접 방문해 볼 것을 적극적으로 추천한다. 혼자 스스로 방문해보는 것도 좋은 방법이며 좋은 친구 또는 부모님과 함께 방문하는 것도 추천한다. 특히, 누군가와 함께 방문하는 경우라면 나도 모르게 놓치는 부분을 잡아 줄 수 있으며 무엇보다 어색하지 않다.

학원 방문 시 입학 상담을 누가 담당하는지 체크하자.

상담의 질도 중요하지만, 교육과 행정이 분리되어 각 역할이 정확하게 구분되어 있어야 한다. 예를 들어 간호에 문외한 사무직원이나 원장 아들내미가 학원비 할인 등으로 등록을 유도하거든 자리를 박차고 나오길 바란다. 적어도 간호조무사의 자격, 교육과정, 취업분야, 진학경로, 국가고시 안내 등에 대해 책임지고 이야기할 수 있는 담당자에게 구체적이고 자세하게 상담받길 바란다. 학원의 체계는 차후 이론, 실습, 취업, 진학 등에 큰 영향을 미칠 수밖에 없다.

TIP. 수업 시간 강의실에 들어가 잠깐 청강을 요청해 보기.

TIP. 질문거리를 미리 준비해 가기.

TIP. 상담 선생님의 명함을 꼭 받아 두기.

홈페이지상 강사와 실제 강사를 비교해 보자.

많은 학원이 화려한 인사들의 경력과 얼굴을 빌려 홈페이지를 치장한다. 또는 과거 강사들의 사진을 허락 없이 지속해서 게시하고 있는 것은 학원들의 관행이다. 이를 어떻게 볼 것이냐는 개인의 판단이지만, 나는 학원을 찾는 학생들을 얼마나 존중하느냐 하는 진정성의 문제이거나 홈페이지 관리의 부실, 즉 게으름 정도로 판단이 된다.

TIP. 홈페이지상 OOO 강사가 현재 어떤 과목을 강의하는지 문의해 보기.

교통편과 주변 환경을 살펴보자.

수강생들이 대부분 간호학원만 다니지는 않는다. 일반적으로 개인 일정을 소화하고 따로 시간을 내어 수강하므로 조금이라도 시간을 허비할 수 없다. 직장, 학업, 심지어 우주에서 가장 바쁜 가정주부들이 간호학원을 병행하는 경우에 시간은 그야말로 금이다. 또한 야간반의 경우 밤 10시 이후에 마치는 수업 커리큘럼의 특성상 방범 등과 같은 주변 환경도 따져보아야 할 것이다.

실내 교육환경은 두말하면 잔소리이다.

쾌적한 강의실과 휴식할 수 있는 공간이 있는지, 편의를 위한 개인 사물함이 있는지, 실습에 필요한 기자재가 최신의 버전으로 갖춰져 있는지, 시뮬레이션 구현 가능한 시스템이 마련되어 있는지 따져보자. 내 인생에서 무려 1년이라는 시간을 보내야 할 곳이라는 점을 잘 기억했으면 좋겠다.

TIP. 상담 후 학원 라운딩 요청하기

TIP. 화장실 다녀와 보기

TIP. 물 한 잔 마시고 심호흡하며 음료대 청결 스캔해보기

경쟁력을 갖추기 위한 추가적인 교육과정이 개설 중인지 보자.

의원급뿐만 아니라 병원급에서도 간호조무사의 인기는 끊임없다. 조직 생활을 영위해 나가는 데 있어 경쟁력을 갖추도록, 또는 타 학원과 차별화를 위해서 추가적인 자격증 과정을 운영하는 학원이 많다. 또한 인성이 경쟁력인 시대에 조직, 의료, 간호 관련 특강 등 학원이 다방면으로 노력하고 있는지를 살펴보면 좋겠다.

TIP. 추가 교육과정이 있는지 확인하기.

오늘도 병상에 누운 모든 환우가 섬섬옥수 여러분들의 손길로 하여금 'Positive Patient Experience(긍정적 환자 경험)'의 주인공이 되길 기대합니다.

실력과 인성을 갖춘 간호인으로 뚜벅뚜벅 걸어가실 여러분들의 길에 건투를 빌며….

감사의 글.

본 책이 나오기까지 도움을 주신 크라운출판사 이상원 회장님, 이정훈 부장님, 이윤희 차장님께 깊은 감사를 전합니다. 특별히 존경하는 김진영 총장님과 나의 전우들, 그리고 더할 나위 없는 내 동무 오길영 교수님께도 감사와 사랑의 마음을 전합니다. 오월, 신경대학교 교정에서.

– 저자 드림 –

간호조무사 국가고시 가이드

◎ 시험일정

구분		일정		비고
응시 원서 접수	기간 기간	상반기	• 인터넷 접수 : 2022.1.4(화) ~ 1.11.(화) • 방문 접수 : 2022.1.12(수)	[응시수수료] 37,000원 [접수시간] • 방문 접수 : 오전 9시 30분 ~ 오후 6시 (공휴일 제외) • 인터넷 접수 : 시작일 오전 9시 ~ 마감일 오후 6시 단, 인터넷접수 마감일의 경우, 원서접수는 18:00까지임
		하반기	• 인터넷 접수 : 2022.7.5(화) ~ 7.12.(화) • 방문 접수 : 2022.7.13(수)	
	장소	• 인터넷 접수 : 국시원 홈페이지 [원서접수]메뉴 • 방문 접수 : 국시원 별관 청사 주소 : 서울 광진구 자양로 126 성지하이츠 2층 지하철 : 2호선 구의역 1번 출구 버스 : 302, 303, 320, 119, 2311, 2221, 3216, 3220, 9403, 광진03, 광진 04 광진구청(광진경찰서 방면) 하차		
응시표 출력기간		상반기	– 2022. 2. 16.(수) 부터 시험당일	
		하반기	– 2022.8.24.(수) 부터 시험당일	
시험 시행	일시	상반기	– 2022.3.19.(토)	[응시자 준비물] – 응시표, 신분증, 필기도구 지참 (컴퓨터용 흑색 수성사인펜은 지급함) ※ 식수(생수)는 제공하지 않습니다.
		하반기	– 2022.9.24(토)	
	장소	상반기	국시원 홈페이지 공고 〈공고일 : 2022.2.16(수)〉	
		하반기	국시원 홈페이지 공고 〈공고일 : 2022.8.24(수)〉	
최종 합격자 발표	일시	상반기	– 2022.4.5(화) 10:00	• 휴대전화번호가 기입된 경우에 한하여 SMS 통보
		하반기	– 2022.10.11(화) 10:00	
	방법	• 국시원 홈페이지 [합격자조회]메뉴		

◎ 응시자격

• 다음 각 호의 자격이 있는 자가 응시할 수 있습니다.

(1) 의료법 제80조(간호조무사 응시자격)

① 간호조무사가 되려는 사람은 다음 각 호의 어느 하나에 해당하는 사람으로서 보건복지부령으로 정하는 교육과정을 이수하고 간호조무사 국가시험에 합격한 후 보건복지부장관의 자격인정을 받아야 한다. 이 경우 자격시험의 제한에 관하여는 제10조를 준용한다.

1. 초 · 중등교육법령에 따른 특성화고등학교의 간호 관련 학과를 졸업한 사람(간호조무사 국가시험 응시일로부터 6개월 이내에 졸업이 예정된 사람을 포함한다)
2. 「초 · 중등교육법」 제2조에 따른 고등학교 졸업자(간호조무사 국가시험 응시일로부터 6개월 이내에 졸업이 예정된 사람을 포함한다) 또는 초 · 중등교육법령에 따라 같은 수준의 학력이 있다고 인정되는 사람(이하 이 조에서 "고등학교 졸업학력 인정자"라 한다)으로서 보건복지부령으로 정하는 국 · 공립 간호조무사양성소의 교육을 이수한 사람
3. 고등학교 졸업학력 인정자로서 평생교육법령에 따른 평생교육시설에서 고등학교 교과 과정에 상응하는 교육과정 중 간호 관련학과를 졸업한 사람(간호조무사 국가시험 응시일로부터 6개월 이내에 졸업이 예정된 사람을 포함한다)
4. 고등학교 졸업학력 인정자로서 「학원의 설립 · 운영 및 과외교습에 관한 법률」 제2조의2제2항에 따른 학원의 간호조무사 교습과정을 이수한 사람
5. 고등학교 졸업학력 인정자로서 보건복지부장관이 인정하는 외국의 간호조무사 교육과정을 이수하고 해당 국가의 간호조무사 자격을 취득한 사람
6. 제7조제1항제1호 또는 제2호에 해당하는 사람

② 제1항제1호부터 제4호까지에 따른 간호조무사 교육훈련기관은 보건복지부장관의 지정 · 평가를 받아야 한다. 이 경우 보건복지부장관은 간호조무사 교육훈련기관의 지정을 위한 평가업무를 대통령령으로 정하는 절차 · 방식에 따라 관계 전문기관에 위탁할 수 있다.

③ 보건복지부장관은 제2항에 따른 간호조무사 교육훈련기관이 거짓이나 그 밖의 부정한 방법으로 지정받는 등 대통령령으로 정하는 사유에 해당하는 경우에는 그 지정을 취소할 수 있다.

④ 간호조무사는 최초로 자격을 받은 후부터 3년마다 그 실태와 취업상황 등을 보건복지부장관에게 신고하여야 한다.

⑤ 제1항에 따른 간호조무사의 국가시험 · 자격인정, 제2항에 따른 간호조무사 교육훈련기관의 지정 · 평가, 제4항에 따른 자격신고 및 간호조무사의 보수교육 등에 관하여 필요한 사항은 보건복지부령으로 정한다.

(2) 간호조무사 및 의료유사업자에 관한 규칙 제4조(간호조무사 국가시험의 응시자격)

① 법 제80조제1항 전단에서 "보건복지부령으로 정하는 교육과정"이란 다음 각 호의 과정을 말한다.

1. 법 제80조제2항 전단에 따라 보건복지부장관의 지정을 받은 간호조무사 교육훈련기관(이하 "간호조무사 교육훈련기관"이라 한다)에서 실시하는 740시간 이상의 이론교육 과정
2. 간호조무사 교육훈련기관의 장이 실습교육을 위탁한 의료기관(조산원은 제외한다) 또는 보건소에서 실시하는 780시간 이상의 실습교육 과정. 이 경우 법 제3조제2항제3호에 따른 병원이나 종합병원에서의 실습교육 과정이 400시간 이상이어야 한다.

② 간호조무사가 되려는 사람은 제1항 각 호의 교육과정을 모두 이수하여야 한다. 다만, 법 제80조제1항제5호 및 제6호에 해당하는 사람은 해당 교육과정을 모두 이수한 것으로 본다.

(3) 부칙 〈보건복지부령 제191호, 2013.4.1〉

제1조(시행일) 이 규칙은 2013년 4월 1일부터 시행한다.

제2조(유효기간) 제4조의 개정규정은 2017년 12월 31일까지 효력을 가진다.

제3조(간호조무사 자격시험 응시자격에 관한 경과조치)

① 이 규칙 시행 당시 종전의 규정에 따라 간호조무사 관련 학교 · 학원 등에 재학하거나 해당 과정을 이수 중인 사람에 대해서는 제4조의 개정규정에도 불구하고 종전의 규정에 따른다.

② 제4조의 개정규정은 부칙 제2조에 따른 유효기간까지 개정되지 않는 경우 2018년 1월 1일부터는 다음과 같이 규정된 것으로 본다.

제4조(간호조무사 자격시험의 응시자격)

① 간호조무사 자격시험에 응시할 수 있는 사람은 다음 각 호의 어느 하나에 해당하는 사람으로서 다음 각 호의 교육기관에서 740시간 이상의 학과교육과 교육기관의 장이 실습교육을 위탁한 의료기관(조산원은 제외한다) 또는 보건소에서 780시간 이상

의 실습과정을 이수한 사람이어야 한다. 이 경우 실습과정 중 종합병원이나 병원에서의 실습 시간은 400시간 이상이어야 한다.

1. 「초 · 중등교육법 시행령」 제91조제1항에 따른 특성화고등학교의 간호 관련 학과를 졸업한 사람(해당 연도 졸업예정자를 포함한다) 또는 이와 같은 수준 이상의 학력이 있다고 교육부장관이 인정하는 사람
2. 「초·중등교육법」 제2조에 따른 고등학교 졸업자(해당 연도 졸업예정자를 포함한다) 또는 이와 같은 수준 이상의 학력이 있다고 교육부장관이 인정하는 사람으로서 국공립간호조무사양성소의 교육 또는 「학원의 설립·운영 및 과외교습에 관한 법률 시행령」 별표 2에 따른 학원의 간호조무사 교습과정을 이수한 사람
3. 보건복지부장관이 인정하는 외국의 간호조무사 교육과정을 이수하거나 외국의 간호조무사 시험에 합격한 사람

② 「고등교육법」 제2조에 따른 대학 및 전문대학에서 보건복지부장관이 정하는 간호 관련 학과를 졸업한 사람(해당 연도 졸업예정자를 포함한다)은 제1항 각 호 외의 부분의 학과교육 및 실습과정을 이수한 것으로 본다.

(4) 부칙 〈보건복지부령 제13658호, 2015.12.31〉

제1조(시행일)이 법은 공포 후 9개월이 경과한 날부터 시행한다. 다만, 제4조제4항, 제21조제2항제13호, 제33조제10항, 제36조의2, 제63조, 제64조의 개정규정은 공포한 날부터 시행하고, 제18조의2의 개정규정은 공포 후 1년이 경과한 날부터 시행하며, 제21조제2항제15호의 개정규정은 공포 후 6개월이 경과한 날부터 시행하고, 제23조의2의 개정규정은 공포 후 3개월이 경과한 날부터 시행하며, 제2조제2항제5호, 제80조, 제80조의2, 제80조의3의 개정규정은2017년 1월 1일부터 시행하고, 제80조제2항의 개정규정(이 법 시행 당시 설치 · 운영중인 간호조무사 교육훈련기관에 한한다)은 2019년 1월 1일부터 시행한다.

교육이수시작일	응시자격
2018.12.31. 까지	지정평가와 상관없이 응시가능
2019. 1. 1. 이후	지정받은 기관의 교육생만 응시가능(2019년 상반기 시험부터)

※ 국가시험 응시가능기관 조회는 간호조무사 교육훈련평가 지정 시스템 (https://nee.kuksiwon.or.kr/main/mainView.do)에서 가능

※ 응시자격이 있는 기관이지만 검색이 안 될 시 1544-4244로 문의

• 다음 각 호에 해당하는 자는 응시할 수 없습니다.

(1) 정신건강증진 및 정신질환자 복지서비스 지원에 관한 법률(약칭 : 정신건강복지법) 제3조제1호에 따른 정신질환자. 다만, 전문의가 의료인으로서 적합하다고 인정하는 사람은 그러하지 아니하다.

(2) 마약 · 대마 또는 향정신성의약품 중독자

(3) 피성년후견인, 피한정후견인

(4) 이 법 또는 형법 제233조, 제234조, 제269조, 제270조, 제317조제1항 및 제347조(허위로 진료비를 청구하여 환자나 진료비를 지급하는 기관이나 단체를 속인 경우만을 말한다), 보건범죄단속에 관한 특별조치법, 지역보건법, 후천성면역결핍증예방법, 응급의료에 관한 법률, 농어촌 등 보건의료를 위한 특별조치법, 시체해부 및 보존에 관한 법률, 혈액관리법, 마약류관리에 관한 법률, 약사법, 모자보건법, 그 밖에 대통령령으로 정하는 의료 관련 법령을 위반하여 금고 이상의 형을 선고받고 그 형의 집행이 종료되지 아니하였거나 그 집행을 받지 아니하기로 확정되지 아니한 자

◎ 시험과목

시험종별	시험과목 수	문제수	배점	총점	문제형식
필기	3	70	1점/1문제	70점	객관식 5지선다형
실기	1	30	1점/1문제	30점	객관식 5지선다형

◎ 시험시간표

구분	시험과목(문제수)	시험형식	입장시간	시험시간
1교시	1. 기초간호학 개요 (35) (치의학기초개론 및 한의학기초개론을 포함한다) 2. 보건간호학 개요 (15) 3. 공중보건학개론 (20) 4. 실기 (30)	객관식	~09:30	10:00~11:40 (100분)

◎ 응시원서 접수안내

● 인터넷 접수

인터넷 접수 준비사항

▷ 회원가입 등

(1) 회원가입 : 약관 동의(이용약관, 개인정보 처리지침, 개인정보 제공 및 활용)

(2) 아이디 / 비밀번호 : 응시원서 수정 및 응시표 출력에 사용

(3) 연락처 : 연락처1(휴대전화번호), 연락처2(자택번호), 전자 우편 입력

※ 휴대전화번호는 비밀번호 재발급 시 인증용으로 사용됨

▷ 응시원서 : 국시원 홈페이지 [시험안내 홈]–[원서접수]–[응시원서 접수]에서 직접 입력

(1) 실명인증 : 성명과 주민등록번호를 입력하여 실명인증을 시행, 외국국적자는 외국인등록증이나 국내거소신고증 상의 등록번호사용. 금융거래 실적이 없을 경우 실명인증이 불가능함. NICE신용평가정보(1600–1522)에 문의

(2) 공지사항 확인

※ 원서접수 내용은 접수 기간 내 홈페이지에서 수정 가능(주민등록번호, 성명 제외)

▷ 사진 파일 : jpg 파일(컬러), 276x354픽셀 이상 크기, 해상도는 200dpi 이상

응시수수료 결제

▷ 결제 방법 : [응시원서 작성 완료] → [결제하기] → [응시수수료 결제] → [시험선택]→ [온라인계좌이체 / 가상계좌이체 / 신용카드] 중 선택

▷ 마감 안내 : 인터넷 응시원서 등록 후, 접수 마감일 18:00 시까지 결제하지 않았을 경우 미접수로 처리

접수결과 확인

▷ 방법 : 국시원 홈페이지 [시험안내 홈]–[원서접수]–[응시원서 접수결과] 메뉴

▷ 영수증 발급 : https://www.tosspayments.com → [결제내역 확인] → [결제방법 선택 조회] → [출력]

응시원서 기재사항 수정

▷ 방법 : 국시원 홈페이지 [시험안내 홈]–[마이페이지]–[응시원서 수정] 메뉴

▷ 기간 : 시험 시작일 하루 전까지만 가능

▷ 수정 가능 범위

① 응시원서 접수기간 : 아이디, 성명, 주민등록번호를 제외한 나머지 항목

② 응시원서 접수기간~시험장소 공고 7일 전 : 응시지역

③ 마감~시행 하루 전 : 비밀번호, 주소, 전화번호, 전자 우편, 학과명 등

④ 단, 성명이나 주민등록번호는 개인정보(열람, 정정, 삭제, 처리정지) 요구서와 주민등록 초본 또는 기본증명서, 신분증 사본을 제출하여야만 수정이 가능
(국시원 홈페이지 [시험안내 홈]–[시험선택]–[서식모음]에서 「개인정보(열람, 정정, 삭제, 처리정지) 요구서」 참고)

응시표 출력

▷ 방법 : 국시원 홈페이지 [시험안내 홈]–[응시표출력]

▷ 기간 : 시험장 공고일부터 시험 시행일 아침까지 가능

▷ 기타 : 흑백으로 출력하여도 관계없음

● 방문접수

방문 접수 대상자

▷ 수기관 도과 등으로 인터넷 접수가 불가능한 자

방문 접수 시 준비 서류

* 외국대학 졸업자 제출서류(보건복지부장관이 인정하는 외국대학 졸업자에 한함)

▷ 응시원서 1매(국시원 홈페이지 [시험안내 홈]–[시험선택]–[서식모음]에서 「보건의료인국가시험 응시원서 및 개인정보 수집 · 이용 · 제3자 제공 동의서(응시자)」 참고)

▷ 동일 사진 2매(3.5×4.5cm 크기의 인화지로 출력한 컬러사진)

▷ 개인정보 수집 · 이용 · 제3자 제공 동의서 1매(국시원 홈페이지 [시험안내 홈]–[시험선택]–[서식모음]에서 「보건의료인국가시험 응시원서 및 개인정보 수집 · 이용 · 제3자 제공 동의서(응시자)」 참고)

▷ 응시수수료(현금 또는 카드결제)

※ 대리접수 시 제출서류와 함께 응시원서에 응시자 도장 날인 또는 서명되어 있어야 합니다.

응시수수료 결제

▷ 결제 방법 : 현금, 신용카드, 체크카드 가능

▷ 마감 안내 : 방문접수 기간 18:00 시까지(마지막 날도 동일)

● 공통 유의사항

원서 사진 등록

▷ 모자를 쓰지 않고, 정면을 바라보며, 상반신만을 6개월 이내에 촬영한 컬러사진

▷ 응시자의 식별이 불가능할 경우, 응시할 수 없을 수 있음

▷ 셀프 촬영, 휴대전화기로 촬영한 사진은 불인정

▷ 기타 : 응시원서 작성 시 제출한 사진은 면허(자격)증에도 동일하게 사용

※ 면허 사진 변경 : 면허교부 신청 시 변경사진, 개인정보(열람, 정정, 삭제, 처리정지) 요구서, 신분증 사본을 제출하면 변경 가능

◎ 응시자 유의사항

(1) 응시자는 본인의 시험장이 아닌 곳에서는 시험에 응시할 수 없으므로 반드시 사전에 본인의 시험장을 확인하시기 바랍니다.

(2) 모든 응시자는 신분증, 응시표, 필기도구를 준비하셔야 합니다.

(3) 응시표는 한국보건의료인국가시험원 홈페이지에서 출력하실 수 있으며 컴퓨터용 흑색 수성 사인펜은 나누어 드리니 별도로 준비하지 않으셔도 됩니다.

(4) 시험 당일 시험장 주변이 혼잡할 수 있으므로 대중교통을 이용하셔야 합니다.

(5) 학교는 국민건강증진법에 따라 금연 지역으로 지정되어 있습니다.

(6) 따라서 시험장 내에서의 흡연은 불가능합니다.

(7) 본인의 응시표에 적혀있는 응시자 입실 시간까지 해당 시험장에 도착하여 시험실 입구 및 칠판에 부착된 좌석 배치도를 확인하고 본인의 좌석에 앉으셔야 합니다.

(8) 시험 시작종이 울리면 응시자는 절대로 시험실에 입실할 수 없습니다.

(9) 응시자는 안내에 따라 응시표, 신분증, 필기구를 제외한 모든 소지품을 시험실 앞쪽에 제출합니다.

(10) 응시자는 개인 통신기기 및 전자기기의 전원을 반드시 끈 상태로 가방에 넣어 시험실 앞쪽에 제출하도록 합니다.

(11) 휴대전화, 태블릿 PC, 이어폰, 스마트 시계/스마트 밴드, 전자계산기, 전자사전 등의 통신기기 및 전자기기는 시험 중 지 할 수 없습니다.
(12) 만약 이를 소지하다 적발될 경우 해당 시험 무효 등의 처분을 받게 됩니다.
(13) 신분증은 주민 등록증, 유효기간 내에 주민등록증 발급 신청 확인서 운전면허증, 청소년증, 유효기간 내에 청소년증 발급 신청 확인서 만료일 이내에 여권, 영주증, 외국인등록증, 외국국적동포 국내 거소 신고증, 주민등록번호가 기재된 장애인 등록증 및 장애인 복지카드에 한하여 인정하며 학생증 등은 신분증으로 인정하지 않습니다.
(14) 감독관이 답안 카드를 배부하면 응시자는 답안카드에 이상 여부를 확인합니다.
(15) 가방 카드의 모든 기재 및 표기 사항은 반드시 컴퓨터용 흑색 수성 사인펜으로 작성하도록 합니다.
(16) 응시자는 방송에 따라 시험 직종, 시험 교시, 문제 유형, 성명, 응시번호를 정확히 기재해야 하며 문제 유형은 응시번호 끝자리가 홀수이면 홀수형으로 짝수이면 짝수형으로 표기합니다.
(17) 시험 시작 전 응시자에 본인 여부를 확인하고 답안 카드에 시험 감독관 서명란에 서명이 이루어집니다.
(18) 감독관이 문제지를 배부하면 응시자는 문제지를 펼치지 말고 대기하도록 합니다.
(19) 응시자는 감독관의 지시에 따라 문제지 누락, 인쇄 상태 및 파손 여부 등을 확인하고 문제지에 응시번호와 성명을 정확히 기재한 후 시험 시작 타종이 울릴 때까지 문제지를 펼치지 말고 대기하도록 합니다.
(20) 시험문제가 공개되지 않는 시험의 경우 문제지 감독관 서명란에 서명이 이루어집니다.

[시험 시작]

(1) 답안카드의 모든 기재 및 표기 사항은 반드시 컴퓨터용 흑색 수성 사인펜으로 작성하도록 합니다.
(2) 연필이나 볼펜 등을 사용하거나 펜의 종류와 색깔과 상관없이 예비 마킹으로 인하여 답안카드에 컴퓨터용 흑색 수성 사인펜 이외에 필기구에 흔적이 남아있는 경우에는 중복 답안으로 채점되어 해당 문제가 0점 처리될 수 있으므로 반드시 수정 테이프로 깨끗이 지워야 합니다.
(3) 점수 산출은 이미지 스캐너 판독 결과에 따르기 때문에 답안은 보기와 같이 정확하게 표기해야 하며 이를 준수하지 않아 발생하는 정답 표기 불인정 등은 응시자에게 귀책사유가 있습니다.

(4) 답안을 잘못 표기 하였을 경우 답안 카드를 교체 받거나 수정 테이프를 사용하여 답안을 수정할 수 있습니다.

(5) 수정 테이프가 아닌 수정액이나 수정 스티커는 사용할 수 없습니다.

(6) 수정 테이프를 사용하여 답안을 수정한 경우 수정 테이프가 떨어지지 않게 손으로 눌러 줍니다.

(7) 수정 테이프로 답안 수정 후 그 위에 답을 다시 표기하는 경우에도 정상처리됩니다.

(8) 방송 또는 시험 감독관이 시험 종료 10분 전 5분 전에 남은 시험 시간을 안내합니다.

(9) 시험 중 답안 카드를 교체해야 하는 경우 시험 감독관에게 조용히 손을 들어 답안 카드를 교체 받습니다.

(10) 이때 인적 사항 문제 유형 등 답안 카드 기재사항을 모두 기재해야 합니다.

(11) 교체 전 답안 카드는 시험 감독관에게 즉시 제출합니다.

(12) 시험 종료와 동시에 답안 카드를 제출해야 합니다.

(13) 따라서 시험 종류가 임박하여 답안 카드를 교체하는 경우 답안 표기 시간이 부족할 수 있음을 유념하시기 바랍니다.

(14) 시험문제가 공개되지 않는 시험의 경우 시험문제 또는 답안을 응시표 등에 옮겨 쓰는 경우와 시험 종료 후 문제지를 제출하지 않거나 문제지를 훼손하여 시험문제를 유출하려고 하는 경우에는 부정행위자로 처리될 수 있습니다.

(15) 응시자는 시험시간 중 화장실을 사용하실 수 없습니다.

(16) 응시자는 시험 종료 전까지 시험실에서 퇴실하실 수 없습니다.

[시험 종료]

(1) 시험 시간이 종료되면 모든 응시자는 동시에 필기구에서 손을 떼고 양손을 책상 아래로 내려야 합니다.

(2) 시험 감독관에게 답안 카드를 제출하지 않고 계속 필기하는 경우 해당 교시가 0점 처리됩니다.

(3) 감독관의 답안 카드 매수 확인이 끝나면 감독관의 지시에 따라 퇴실할 수 있습니다.

(4) 응시자는 교실 앞에 놓아두었던 개인 소지품을 챙겨 귀가합니다.

(5) 시험문제가 공개되는 시험의 경우 응시자는 시험 종료 후 본인의 문제지를 가지고 퇴실하실 수 있습니다.

(6) 시험문제에 공개 여부는 한국보건의료인국가시험원 홈페이지에서 확인하실 수 있습니다.

(7) 시험문제는 저작권법에 따라 보호되는 저작물이며 시험문제에 일부 또는 전부를 무단 복제 배포 (전자)출판하는 등 저작권을 침해하는 경우 저작권법에 따라 민 · 형사상 불이익을 받을 수 있습니다.

(8) 또한, 시험문제를 공개하지 않는 시험의 시험문제를 유출하는 경우에는 관계 법령에 의거 합격 취소 등의 행정처분을 받을 수 있습니다.

[부정행위]

(1) 응시원서를 허위로 기재하거나 허위 서류를 제출하여 시험에 응시한 행위

(2) 시험 중 시험문제 내용과 관련된 시험 관련 교재 및 요약 자료 등을 휴대하거나 일을 주고받는 행위

(3) 대리 시험을 치른 행위 또는 치르게 하는 행위

(4) 시험 중 다른 응시자와 시험과 관련된 대화를 하거나 손동작, 소리 등으로 신호를 하는 행위

(5) 시험 중 다른 응시자의 답안 또는 문제지를 보고 자신의 답안 카드를 작성하는 행위

(6) 시험 중 다른 응시자를 위하여 답안 등을 알려 주거나 보여 주는 행위

(7) 시험장 내외의 자로부터 도움을 받아 답안 카드를 작성하는 행위 및 도움을 주는 행위

(8) 다른 응시자와 답안카드를 교환하는 행위

(9) 다른 응시자와 성명 또는 응시번호를 바꾸어 기재한 답안카드를 제출하는 행위

(10) 시험 종료 후 문제지를 제출하지 않거나 일부를 훼손하여 유출하는 행위

(11) 시험 전, 후 또는 시험 기간 중에 시험문제, 시험 문제에 관한 일부 내용 답안 등을 다른 사람에게 알려 주거나 알고 시험을 치른 행위

(12) 시험 중 허용되지 않는 통신기기 및 전자기기 등을 사용하여 답안을 전송하거나 작성하는 행위

(13) 시행 본부 또는 시험 감독관의 지시에 불응하여 시험 진행을 방해하는 행위

(14) 그 밖의 부정한 방법으로 본인 또는 다른 응시자의 시험결과에 영향을 미치는 행위

[응시자 준수사항 위반행위]

(1) 신분증을 지참하지 아니한 행위
(2) 지정된 시간까지 지정된 시험실에 입실하지 아니한 행위
(3) 시험 감독관의 승인을 얻지 아니하고 시험시간 중에 시험실에서 퇴실한 행위
(4) 시험 감독관의 본인 확인 요구에 따르지 아니한 행위
(5) 시험 감독관의 소지품 제출 요구를 거부하거나 소지품을 지시와 달리 임의의 장소에 보관한 행위 (단, 시험문제 내용과 관련된 물품의 경우 부정행위자로 처리됩니다)
(6) 시험 중 허용되지 않는 통신기기 및 전자기기 등을 지정된 장소에 보관하지 않고 휴대한 행위
(7) 그밖에 한국보건의료인국가시험원에서 정한 응시자 준수사항을 위반한 행위
(8) 다리를 떠는 행동
(9) 몸을 과도하게 움직이는 행동
(10) 볼펜 똑딱이는 소리 등은 다른 응시자에게 방해됩니다.
(11) 응시자 여러분들은 다른 응시자에게 방해되는 행동을 하지 않도록 주의하여 주시기 바랍니다.

[기타 응시자 유의사항]

(1) 편의 제공이 필요한 응시자는 시험일 30일 전까지 편의제공 대상자 지정신청서를 제출해야 합니다.
(2) 시험장 주변에서 단체 응원은 시험 진행에 방해되고 시험장 지역주민의 생활 침해 및 민원 대상이 되므로 단체응원은 하실 수 없습니다.
(3) 식사 후 도시락 및 음식물 쓰레기는 반드시 각자 수거해가셔야 합니다.
(4) 시험장 내 기물이 파손되지 않도록 주의합니다.
(5) 시험실 책상 서랍 속에 물건이 분실되지 않도록 주의합니다.
(6) 응시자 개인 물품에 관리 책임은 응시자 본인에게 있으므로 개인 소지품이 분실되지 않도록 주의합니다.
(7) 합격 여부는 한국보건의료인국가시험원 홈페이지, 모바일 홈페이지, ARS를 통해 확인하실 수 있습니다.
(8) 또한, 응시원서 접수 시 휴대폰 연락처를 기재한 경우 시험 전에는 시험장소 및 유의사항을 시험 후에는 합격 여부 및 성적을 문자 메시지로 발송하여 드립니다.

간호조무사 자격시험 출제범위 공지

시험직종	간호조무사	적용기간	2017년도 하반기부터 ~ 별도 공지 시까지		
직무내용	간호조무사는 의료현장 최일선에서 국민건강증진을 도모하는 직무를 맡고 있으며, 간호사를 보조하여 법에서 정한 업무를 수행하거나, 의사 · 치과의사 · 한의사의 지도하에 환자의 요양을 위한 간호 및 진료의 보조를 수행하는 전문직업인이다.				
시험형식	객관식(5지선다형)	문제 수(배점)	100문제(1점/1문제)	시험시간	100분

시험과목	분야	영역
1. 기초간호학 개요	1. 간호관리	1. 직업윤리 및 자기계발
		2. 병원 환경관리
		3. 행정업무수행
	2. 기초해부생리	1. 인체의 개요
		2. 인체체계 분류
	3. 기초약리	1. 약물기전
		2. 약물의 관리
	4. 기초영양	1. 영양과 대사
		2. 식이
	5. 기초치과	1. 기본개념
		2. 치과 기본업무
	6. 기초한방	1. 기본개념
		2. 한방 기본업무
	7. 기본간호	1. 간호의 기본개념
		2. 의사소통
		3. 진단검사 보조
	8. 성인관련 간호의 기초	1. 계통별 간호보조
	9. 모성관련 간호의 기초	1. 임신
		2. 분만
		3. 산욕
	10. 아동관련 간호의 기초	1. 아동 발달단계별 간호보조
		2. 환아의 간호보조
	11. 노인관련 간호의 기초	1. 노인의 건강관리
	12. 응급관련 간호의 기초	1. 응급처치의 개요

시험과목	분야	영역
2. 보건간호학 개요	1. 보건교육	1. 보건교육의 이해
		2. 보건교육의 실시
	2. 보건행정	1. 보건조직
		2. 보건의료체계
		3. 의료보장의 이해
	3. 환경보건	1. 환경의 이해
		2. 환경의 요소
	4. 산업보건	1. 산업장 건강문제
3. 공중보건학개론	1. 질병관리사업	1. 역학
		2. 감염성 질환
		3. 만성질환
	2. 인구와 출산	1. 인구의 이해
		2. 인구정책
	3. 모자보건	1. 모자보건의 이해
		2. 모성보건
		3. 영유아보건
	4. 지역사회보건	1. 정신보건
		2. 노인보건
		3. 방문보건
	5. 의료관계법규	1. 의료법
		2. 정신건강증진 및 정신질환자 복지서비스 지원에 관한 법률
		3. 결핵예방법
		4. 구강보건법
		5. 혈액관리법
		6. 감염병의 예방 및 관리에 관한 법률

시험과목	분야	영역
4. 실기	1. 병원간호실기학(활력징후)	1. 체온
		2. 맥박
		3. 호흡
		4. 혈압
	2. 병원간호실기학(영양과 배설)	1. 식사돕기
		2. 섭취량과 배설량 측정
		3. 배변돕기
		4. 배뇨돕기
	3. 병원간호실기학(감염과 상처)	1. 소독과 멸균
		2. 감염관리
		3. 상처관리
	4. 병원간호실기학(개인위생)	1. 목욕돕기
		2. 부위별 개인위생돕기
	5. 병원간호실기학(활동관리)	1. 운동
		2. 이동과 보행
		3. 체위
		4. 안전
	6. 병원간호실기학(체온유지)	1. 냉·온요법
	7. 병원간호실기학(수술과 진단검사 돕기)	1. 수술
		2. 진단검사
	8. 병원간호실기학(응급상황 대처)	1. 심폐소생술
		2. 응급처치
		3. 산소요법
	9. 병원간호실기학(환자와 보호자 관리)	1. 입원, 퇴원, 전동
		2. 의사소통

이 책의 순서

PART
01

기초간호학 개요

01 장 | 기본간호학

01 간호기록

1) 간호기록의 목적과 원칙

● **간호기록의 목적**

① 의사소통

- 다른 의료팀 간의 의사소통 도구
- 치료 중복, 건강 문제 해결을 위한 실수 방지

② 연구 및 통계

- 환자의 치료계획에 도움을 주는 근거 자료
- 치료와 간호 수요자 예측 및 관련 정책 수립

③ 교육

- 예비 의료인 및 건강관련 직종 요원들의 교육 도구

④ 법적 문서

- 의료과실 증명을 위한, 또는 건강관리요원들의 법적 보호를 위한 장치

⑤ 간호계획

- 환자에게 다음 간호를 위한 기초 자료

● **간호기록의 원칙**

① 서명

- 기록한 자의 서명이 반드시 있어야 함
- 서명은 성과 이름 모두 써야 함

key point 직위는 약자로 쓴다.

예 RN : 등록간호사, NA : 간호조무사

② 여백

- 기록 후 빈칸이 남지 않도록 함
- 기록 후 남은 빈칸에는 선을 그어 서명하여 다른 기록이 작성되지 않도록 함

③ 정확성

- 관찰한 것을 기록함(느낌이나 주관적 의견을 기록하지 않음)

예 "신경질적이다"(X), "투약을 거부함"(O)

④ 실수

• 잘못 기록한 내용 위에 선을 긋고 “error”라고 씀

• 지우거나 페이지를 삭제하면 안됨

⑤ 표준 약어, 기호, 용어

• 공식적으로 인정되는 약어와 기호, 용어를 사용하여 기록

⑥ 날짜와 시간

• 기록의 가장 기본 근거가 되는 부분은 날짜와 시간임

• 오전과 오후를 구분(AM, PM)

⑦ 완전성/간결성

• 방대한 내용을 압축하여 완전하고 간결하게 표현해야 함

예 ‘환자가’ 라는 주어는 생략

⑧ 동의

• 치료나 수술에 대한 대상자의 동의는 필수적임

• 관련 서류(동의서) 기록에 필수 첨부

02 활력징후

1) 체온(BT, Body Temperature)

- **정의 : 신체에서 생산되는 열과 외부로 방출되는 열손실 사이의 균형**
- **체온에 영향을 미치는 요인**

① 연령 : 어린이들은 체온조절 기능이 불완전하며 노인들은 정상보다 낮음

② 성별 : 여성은 남성보다 체온이 불안정하며 배란 시 체온 상승

③ 스트레스 : 교감신경 자극으로 체온 상승

④ 환경 : 외부의 온도에 따라 영향받음

- **체온 측정 부위에 따른 측정 시간**

측정 부위	정상 범위	측정 시간
구강	36.5℃ ~ 37.5℃	3~5분
액와	36.0℃ ~ 37.0℃	8~10분
직장	37.5℃ ~ 38.0℃	2~3분

key point ▸ 이론적 내용이며 실제 임상에서 직장 체온 측정은 거의 볼 수 없음

key point ▸ 체온조절 중추는 뇌의 시상하부

2) 맥박(Pulse)

- **정의 : 말초동맥 촉진으로 확인할 수 있는 심장의 수축에 따라 혈액이 방출되는 파동**
- **맥박에 영향을 미치는 요인**

① 연령 : 나이가 많을수록 맥박수 감소

② 성별 : 남성 〈 여성(사춘기 이후)

③ 스트레스 : 교감신경흥분은 심장 활동을 촉진하여 맥박수 증가

④ 출혈 : 출혈 시 맥박수 증가(내출혈의 근거가 되므로 활력징후의 측정은 매우 중요한 자료임)

⑤ 체온 : 체온 상승 시 신진대사의 증가로 맥박수 증가

⑥ 투약 : 강심제(디기탈리스, digitalis) 맥박수 감소

key point ▸ 강심제가 투여되는 대상자는 맥박수 측정 매우 중요

- **맥박사정**

① 정상범위 : 60~100회/1분

② 서맥 : 60회/1분 이하의 맥박

③ 빈맥 : 100회/1분 이상의 맥박

④ 맥박결손 : 심첨맥박과 말초맥박(요골)에서 동시에 측정하여 발생하는 맥박수의 차이

⑤ 부정맥 : 맥박의 리듬과 강도가 불규칙한 맥박

⑥ 맥박측정 부위 : 주로 요골동맥 사용

key point ▸ "용어정리"

3) 호흡(Respiration)

- **정의 : 외부에서 들이마신 공기 중에서 산소를 체내에서 이용하고 이산화탄소를 배출하는 것**
- **호흡에 영향을 미치는 요인**

① 연령 : 나이가 많을수록 호흡수 감소

② 체위 : 정상적이지 않은 체위 시 호흡수 증가

③ 스트레스 : 스트레스 상황 시 호흡수 증가

④ 체온 : 체온이 높으면 대사율 증가로 호흡수 증가

⑤ 소화와 운동 : 음식물 소화 시 호흡수가 증가하며 운동 시 호흡의 깊이도 증가

⑥ 투약 : 카페인은 호흡수 증가, 마약성 진통제는 호흡수 감소

key point ▸ 마약성 진통제가 투여되는 대상자는 호흡수 측정 매우 중요

- **호흡사정**

① 정상범위 : 15~20회/1분

② 빈호흡 : 리듬은 규칙적이나 호흡수가 정상보다 많음
③ 서호흡 : 리듬은 규칙적이나 호흡수가 정상보다 느림
④ 무호흡 : 호흡이 없는 상태
⑤ 과다호흡 : 빠르고 깊은 호흡
⑥ 쿠스마울 호흡 : 한숨과 유사한 호흡으로 휴지기가 없는 빠르고 깊은 호흡
⑦ 체인스토크 호흡 : 무호흡과 과다호흡이 교대로 나타나는 양상의 호흡
⑧ 비오(Biot's respiration) : 매 호흡 사이 갑작스러운 휴지기와 빠르고 깊은 불규칙적인 호흡

key point "용어정리"

4) 혈압(Blood Pressure)

● **정의**

① 혈압 : 동맥을 순환하는 혈액의 압력
② 수축기압(=최고혈압) : 가장 높은 압력으로 성인의 경우 130mmHg 이하가 정상
③ 이완기압(=최저혈압) : 가장 낮은 압력으로 성인의 경우 85mmHg 이하가 정상
④ 맥압 : 수축기 혈압과 이완기 혈압의 차이로 30~50mmHg가 정상

● **혈압에 영향을 미치는 요인**

① 연령 : 나이가 많을수록 혈압은 증가하는 경향
② 스트레스 : 불안 요소나 통증 등은 혈압 상승
③ 출혈 : 혈액량 감소로 혈압 하강

● **혈압사정**

① 고혈압 : 수축기나 이완기 혈압 또는 모두 정상보다 높게 유지되는 경우

key point 비만, 혈관질환, 심장부전, 신장질환 등의 상황에서 고혈압성 혈압 볼 수 있음

② 저혈압 : 정상 수축기 혈압이 정상보다 낮게 유지되는 경우

key point 약물 부작용, 출혈, 쇼크 시 저혈압성 혈압 볼 수 있음

③ 측정 시 오류

오류	이유
실제보다 높게 측정	혈압계의 커프를 느슨하게 감음
	팔의 둘레보다 좁은 커프
실제보다 낮게 측정	팔의 둘레보다 넓은 커프
잘 들리지 않음	옷 위에 커프를 감음
	나쁜 청력
	환경의 소음

key point ▶ 대상자의 혈압이 너무 높거나 낮게 측정되는 경우 오류의 이유를 떠올려 볼 것

03 신체검진

1) 신체검진의 목적과 방법

- **신체검진의 목적**

① 대상자의 건강문제 확인을 위한 자료수집

② 건강문제 자료의 확인과 보완

③ 간호진단과 간호계획 수립

- **신체검진의 방법**

① 순서 : 시진→ 촉진→ 타진→ 청진(일반적인 순서)

key point ▶ 복부 검진의 순서는 시진→ 청진→ 타진→ 촉진

- 시진 : 시각을 이용하여 대상자의 정상적, 비정상적 이상 증상을 확인
  - 조명이 갖추어진 환경
  - 각 부위는 대칭적으로 비교
  - 크기, 모양, 색깔, 위치 등 세밀한 관찰 필요
  - 내부 시진 시에는에는 도구 및 부가적인 조명 필요
- 청진 : 신체에서 발생하는 소리를 들음
  - 조용한 환경과 청진기 필요
  - 청진시 진동수, 강도, 특성, 장단(진동의 지속되는 시간)등을 확인한다.
- 촉진 : 손이나 손가락을 사용한 검진기법으로 조직의 크기와 위치, 압통을 감지
  - 가벼운 촉진은 복부의 민감한 부위를 판단하기 위함
  - 심부 촉진은 복부장기의 검진을 위해 부위를 약 3~4cm 깊이로 누름
- 타진 : 손으로 신체를 두드려 내부 기관의 크기 및 경계를 파악함
  - 공명음 : 폐와 같이 공기가 차 있는 기관에서 울리는 소리
  - 과도공명음 : 과도하게 울리는 소리로 폐기종일 때 들리는 소리
  - 가스팽만음 : 북소리와 유사하게 들리며 공기가 차 있는 경우 들리는 소리
  - 둔탁음 : 단단한 조직의 기관에서 들리는 둔탁한 소리
  - 탁음 : 근육이나 뼈와 같은 단단한 조직에서 틀리는 탁한 소리

2) 검진준비

- **대상자 준비**

① 체위

- 검진의 정확성을 보장하는 체위 우선
- 신체 노출은 최소한으로 함
- 쇄석위나 슬흉위와 같은 불편한 체위 유지 시간 최소화

② 심리적 준비

- 충분한 설명 제공으로 불안을 감소 시킴
- 개방적이고 친절하며 전문적인 태도로 신뢰감 형성
- 공감과 소통을 통해 안정감 제공

③ 신체적 준비

- 환의를 입게 하거나 검진에 필요한 가운 제공
- 필요한 신체 부분만 노출하여 프라이버시 보호
- 실내온도와 습도 조절 및 추위를 느끼지 않도록 따뜻한 담요 제공

- **기구 준비**

① 커튼과 칸막이 준비, 소음이 없는 환경, 적절한 높이의 검진대 준비

04 임상검사 간호

1) 진단검사의 용어와 종류

- **진단검사의 용어**

진단검사	용어
소변검사	urinalysis
간생검	liver biopsy
복수천자	abdominal paracentesis, ascites tapping
바륨관장조영술	barium enema, BE
대장내시경	colonoscopy
공복 시 혈당검사	fasting blood sugar test, FBS
근전도	electromyography, EMG
기관지경검사	bronchoscopy
뇌파검사	electroencephalography, EEG

당화혈색소	Hemoglobin A1C, HbA1C
식도위십이지장경 검사	esophagogastroduodenoscopy
골수생검	bone marrow biopsy
초음파검사	ultrasonography
컴퓨터단층촬영	computed tomography, CT
혈당검사	blood glucose test, blood sugar test, BST
흉강천자	thoracentesis
전혈구검사	complete blood count, CBC

● **진단검사의 종류**

① 혈액검사

- 전혈구검사(complete blood count, CBC)
  - 가장 기본적인 혈액검사
  - 혈색소(hemoglobin, Hb), 적혈구용적비(hematocrit, Hct), 적혈구(red blood cell, RBC), 백혈구(white blood cell, WBC), 백혈구감별검사로 구성
  - 금식(NPO) 필요 없음

  key point 아래의 검사 참고치는 간호 시 알아야 할 기본

CBC의 검사 항목	참고치
적혈구	남 : 450만~530만/mm^3 여 : 410만~510만/mm^3
백혈구	4,000~10,000/mm^3
혈색소(헤모글로빈)	남 : 14~17.5 g/dL 여 : 12.3~15.3 g/dL

- 공복 혈당검사(fasting blood sugar test, FBS test)
  - 8시간 이상 금식
  - 정상범위 : 100 mg/dL
- 식후혈당검사(post prandial sugar test, 2PP test)
  - 식사 2시간 후 검사(일반인의 경우 식사 후 2시간 후 혈당은 정상으로 돌아옴)
  - 결과 : 200 mg/dL 이상 시 당뇨병 의심
- 당화혈색소검사(glycosylated hemoglobin, Hb A1C test, hemoglobin A1C)
  - 약 2~3개월 동안의 평균 혈당치를 반영하는 검사
- 동맥혈가스분석검사(arterial blood gas analysis, ABGA)
  - 동맥(요골, 상완, 대퇴)에서 채혈

– 동맥 내의 가스를 분석하는 검사
– 금식(NPO) 필요 없음

② 소변검사

• 일반소변검사물(clean voided urine specimen)
  – 깨끗한 용기에 수집한 소변
  – 아침 첫 번째 본 소변 채집
  – 대상자가 직접 채집할 수 있음
  – 금식(NPO) 필요 없음
• 중간뇨(clean–catch midstream urine specimen)
  – 요로 감염을 발생시키는 미생물을 규명하기 위함
• 24시간 수집뇨(24 hours specimen)
  – 24시간 동안에 나오는 모든 소변 수집
  – 세균의 성장과 예방하기 위해 보존제 용기를 사용
  – 금식(NPO) 필요 없음
  – 보관 : 냉장보관

③ 대변검사

• 잠혈검사
  – 혈액 유무를 확인하는 검사
  – 치질, 혈뇨, 월경기간 동안은 받지 않도록 주의
  – 잠혈검사 대상자에게 제공되는 교육
    : 검사 전 육류, 야채, 과일 피하기
    : 출혈 관련한 복약주의(아스피린, 철분제제, 항응고제 등 금함)

④ 객담검사

• 객담 : 타액과 다른 폐, 기관지, 기관에서 나오는 점액 분비물
• 검사목적 : 배양검사를 통해 병원균의 존재 여부를 확인
• 채취시기 : 이른 아침 첫 기침을 받는 것이 밤 동안 농축된 객담을 수집하기 용이

⑤ 요추천자(lumbar puncture)

• 천자부위 : 요추 3~4번 사이 또는 4~5번 사이
• 천자목적
  – 뇌척수액에 있는 세포 및 미생물의 유무를 알기 위함
  – 뇌척수액 압력 측정 및 조절
  – 약물 주입(항생제, 마취제, 스테로이드 등)

- 주의사항
  - 철저한 무균술 적용
  - 시술 후 누운 자세(앙와위)로 1~12시간 정도 절대 안정
  - 두통 여부 수시 확인
  - 천자부위의 부종, 출혈, 신경학적 변화, 둔감, 저린감, 다리로 내려가는 방사통 여부 수시 확인

⑥ **복수천자**(abdominal paracentesis)

- 복수(ascites) : 복강에 있는 복수
- 천자목적
  - 철저한 무균술 적용
  - 악성종양의 유무 확인
  - 복강 내의 과도한 액체 제거
- 주의사항
  - 검사 후 2시간 동안 활력징후, 소변량, 천자부위 15분마다 관찰

⑦ **간생검**

- 조직학적 · 세포학적 검사를 위해 간조직 검사물을 채취하는 것
- 검사 전 4~6시간 동안 음식과 수분 제한
- 주의사항
  - 시술 후 시술부위를 압박한 자세로 안정
  - 24시간 동안 수시 활력징후 측정하여 출혈의 징후 관찰

⑧ **심전도**(electrocardiography, ECG)

- 심장과 관련된 활동을 그림으로 기록
- 심장 비대, 부정맥, 심근 손상 여부 등 확인

⑨ **뇌파검사**(electroencephalography, EEG)

- 뇌세포의 전기활동을 측정하는 검사
- 뇌전증, 뇌혈관질환 여부 등 확인

⑩ **근전도**(electromyography, EMG)

- 특정 근육의 전기적 활동을 알아보기 위해 시행되는 검사
- 근육질환이나 근육기능에 영향을 주는 질병 여부 등 확인

⑪ **흉부촬영**(chest X-ray) : 가장 빈번하게 행해지는 기본 방사선 검사

⑫ **상부 위장관 조영술**(upper gastrointestinal series,UGIS)

- 바륨용액 섭취 후 하부 식도, 위, 십이지장, 상부 공장의 방사선 검사를 포함하며, 소장

의 대부분을 검사할 수 있음
- 검사 전 금식 필수

⑬ 바륨관장조영술(barium enema, BE)
- 관장 후 X-ray를 통해 대장 확인
- 검사 전날 저녁에 완하제를 주고 밤 12시 이후부터 금식
- 검사 당일 아침 관장 후 항문으로 바륨 주입하여 X-ray 촬영

⑭ 컴퓨터단층촬영(computed tomography, CT)
- 몸의 한 부분을 다양한 각도에서 확인
- 장기의 모양, 위치와 크기, 좌우대칭, 색깔 등 확인
- X-ray 영상보다 월등한 촬영 기능

⑮ 초음파검사(ultrasonography)
- 조직이나 기관을 사진 또는 영상으로 시각화하는 검사
- 내부구조의 크기, 형태, 덩어리, 액체, 염증, 전이 상태, 움직임 등 확인

⑯ 혈관조영술(angiography)
- 혈관에 조영제를 투여한 후 흘러가는 모습을 관찰하면서 좁아지거나 차단된 혈관 부위 확인

⑰ 정맥 내 신우조영술(intravenous pyelography,IVP)
- 신장과 방광 등 이상 의심될 때 확인하는 검사
- 조영제를 정맥주사하여 신장에 의해 배설되는 조영제의 양 측정

⑱ 후두경검사(laryngoscopy)
- 후두에 염증이나 이물질 등 확인
- 무균적으로 시술해야 하며 구토 방지를 위해 국소마취제 필요

05 감염관리 간호

1) 감염관련 용어

- **용어정의**

① 소독 : 세균의 아포를 제외한 병원성 미생물 제거

② 멸균 : 세균의 아포를 포함한 모든 형태의 미생물

③ 세척(cleaning) : 모든 종류의 오염 제거. 물과 세제 이용

④ 소독(disinfection) : 세균의 아포를 제외한 미생물을 죽이는 것

⑤ 멸균(sterilization) : 모든 종류의 미생물과 아포를 완전히 죽이는 것

key point ▸ 병원성 미생물을 죽이는 약물(살균제)

key point ▸ 피부 및 조직의 미생물을 제거하는 소독제(방부제)

- **소독과 멸균**

① 소독

• 자비소독

–100℃에서 5~15분 이상 끓이는 방법

– 장점 : 간편하고 경제적

– 단점 : 아포까지 완전한 미생물 제거는 어려움

– 의료기관에서보다는 가정에서 사용, 식기소독에 적합

key point ▸ 일반물품은 물에 완전히 담근 상태에서 물이 끓은 후 10~20분간

key point ▸ 유리제품은 찬물에 넣은 후 끓임

• 자외선소독

– 자외선 노출로 소독하는 방법

– 임플란트, 콘택트렌즈, 침구 등에 사용

– 단점 : 지속효과가 없으며 투과력이 약함

② 멸균

• 고압증기멸균법

– 아포까지 완전히 제거하는 멸균 방법으로 습열을 이용하여 멸균

– 121~132℃에서 30분간 멸균

– 장점 : 관리가 간편하고 독성이 없으며 경제적, 병원의 대부분의 물품 적용

– 단점 : 열에 약한 제품은 적용 불가능, 예리한 칼날, 바셀린, 오일 등에 부적합

– 유효기간 : 14일(2주)

• E.O. 가스멸균법

– 30~60%의 습도, 45~55℃(냉멸균) 1시간 30분~2시간 멸균

– 적용 물품 : 예리한 기구, 플라스틱, 고무제품, 각종 카테터, 내시경 등

– 장점 : 열에 약한 물품을 소독할 수 있음

– 단점 : 시간과 비용이 들고 8~12시간 이상 환기 시간 필요

• 건열멸균

– 160℃에서 1시간 정도의 멸균

– 적용 물품 : 파우더, 캡슐, 오일, 바셀린거즈, 유리, 열에 강한 기구

– 부적합 물품 : 고온에서 손상될 수 있는 물품 (고무 등)

- **격리(isolation)**
  - 감염성 질환의 전파를 제한하기 위한 보호조치
  - 일반적인 격리와 보호격리
    - 일반격리 : 대상자의 질환이 다른 사람에게 전파되지 않도록 격리
    - 보호격리 : 면역력이 약한 대상자를 위한 역격리(백혈병 환자, 화상환자, 장기이식환자 등)

2) 무균술(aseptic technique)

- **내과적 무균술(medical asepsis)**

① 정의 : 병원체의 수와 확산을 감소시킬 수 있는 방법

② 대상 : 모든 대상자

③ 적용
  - 손위생(내과적 손씻기)
  - 일회용 기구 사용, 사용된 기구의 오염제거와 재처리, 혈액과 체액 접촉 시
  - 장갑, 가운, 마스크, 모자의 착용, 일상적인 환경 청소 등

- **외과적 무균술(surgical asepsis)**

① 정의 : 아포를 포함한 그 어떠한 미생물도 전혀 없는 상태를 유지하는 멸균 방법

② 적용
  - 손위생(외과적 손씻기)
  - 수술실, 분만실, 투석실, 내시경실, 심장 카테터실 등
  - 정맥주사, 도뇨관 삽입, 상처 드레싱 등의 침습적 처치 등

〈손씻기 구분〉

내과적 손씻기	외과적 손씻기
병원체의 수와 확산을 감소시키기 위함	모든 상주균을 제거하기 위함
흐르는 물과 비누 이용	솔과 소독제 이용
15초~20초	10분~15분
팔꿈치가 손보다 위에 위치함	팔꿈치가 손보다 아래에 위치함

③ 외과적 무균술의 일반적인 원칙
  - 유효기간이 지난 모든 물품은 오염된 것으로 간주한다.
  - 습기가 찬 모든 물품은 미생물이 침투되어 오염된 것으로 간주한다.
  - 긴 시간 공기에 노출된 모든 물품은 오염된 것으로 간주한다.
  - 허리선 이하, 가슴선 이상의 모든 물품은 오염된 것으로 간주한다.

• 이동섭자의 무균적 사용
  – 1일 1회 소독하여 사용한다.
  – 하나의 용기에 하나의 섭자만 꽂아 사용한다.
  – 섭자 끝의 위치는 허리 위, 가슴 아래에 위치하도록 사용한다.
  – 섭자의 통 가장자리는 오염된 것으로 간주하면서 닿지 않게 사용한다.
  – 섭자의 통에서 섭자를 꺼낼 때 맞물린 상태로 꺼내 사용한다.
• 멸균용액의 무균적 사용
  – 뚜껑을 놓을 때 내면이 위로 가도록 둔다.
  – 뚜껑을 들고 있을 때 내면이 아래로 가도록 든다.
  – 한 뻔 따라낸 용액은 다시 용기에 채우지 않는다.
  – 용기의 입구는 오염된 영역이므로 소량을 한 번 버리고 사용한다.

06 호흡 간호

1) 호흡

● **호흡의 요소**

① 폐환기 : 흡기와 호기로 이루어지는 호흡
② 가스교환 : 산소가 흡입되고 이산화탄소가 배출
③ 산소와 이산화탄소의 운반
④ 산소와 이산화탄소의 확산

● **호흡에 영향을 미치는 요인**

① 연령 : 영아의 경우 매우 빠르며 노인은 느림
② 생활습관 : 비활동적인 대상자들은 느림
③ 스트레스 : 스트레스원에 노출 시 생리적, 정신적 반응은 호흡을 빠르게 함(예, 불안)
④ 환경 : 오염된 환경, 덥거나 추운 환경에서 호흡은 빠름
⑤ 약물 : 진정제와 마약류 등은 심박동에 영향을 미치므로 호흡의 사정이 중요

2) 호흡에 대한 일반적인 간호

● **기침**

① 무기폐와 폐렴을 예방할 수 있는 기본 간호
② 분비물, 이물질 등에 의한 기도를 깨끗하게 유지할 수 있는 간호
③ 공기와 액체 및 어떤 고형의 물질도 호흡기계 밖으로 밀어낼 수 있어야 함

● **심호흡**

① 입술을 오므린 호흡
- 호기의 시간을 연장시킴
- 호기 시 높아진 내부 압력이 기도 허탈을 감소시킴
- 흡기 시 기도저항을 감소시킴
- 만성폐쇄성폐질환(COPD) 대상자에게 적합한 호흡법

② 심호흡
- 최대한의 비강을 통한 가슴 팽창 후(들숨) 잠시 멈췄다가 내뱉음
- 무기폐와 폐렴 예방에 도움

● **분무요법(nebulizer)**

① 약의 입자를 확산시켜 약의 흡수를 도움

② 분무요법 전 · 후 객담 배출을 용이하게 하도록 기침, 체위배액, 타진법 등을 동시 수행

● **분비물 배출 촉진**

① 수분 공급
- 적절한 수분 공급은 기도의 청결 상태 증진
- 분비물이 쉽게 제거되는 데 도움
- 하루에 2~3 L의 수분섭취는 분비물을 묽게 함(수분 섭취가 금기가 아닐 시)

② 가습기 제공
- 수분을 입자로 공급함
- 가습기의 청결 관리 중요
- 흉부물리요법
- 타진법(percussing) : 컵모양의 손으로 분비물이 호흡기계 벽에서 탈락하도록 함
- 진동법(vibration) : 흉벽에 손으로 강한 진동을 제공함. 호흡의 호기 시 적용
- 체위배액(postural drainage) : 중력과 물리적 힘으로 분비물을 배출시키는 방법
  - 체위배액 시작 전 충분한 습도제공, 수분제공, 약물이나 분무요법 필요
  - 타진법과 진동법의 병행이 효과적
  - 폐 하엽 등 분비물의 위치를 확인 후 시행 시 효과적
  - 무의식 대상자나 뇌압 상승의 우려 대상자는 금지
  - 식후보다 식전이 효과적임(구토 예방)

● **기도의 개방성 유지**

① 기관절개술(tracheostomy)

- 2~3번째 기관 연골 사이에 개구 부위를 만들어 기관절개관을 삽입한 것
- 적용 : 장기간 기계환기의 사용, 만성적인 상부기도폐쇄, 기관지분비물 제거
- 구성 : 폐쇄장치, 내관, 외관일체형 관, 폐쇄장치, 고정끈 등
- 간호
  - 내관 소독 : 과산화수소와 생리식염수 1 :1
  - 충분한 실내 습도 유지
  - 매일 소독하며 절개관 입구의 습도유지를 위해 젖은 거즈로 덮음
  - 절개관을 통한 흡인 시 더욱 철저한 무균술 적용
  - 절개관을 통합 흡인 시 1회 흡인시간을 지키며 흡인 사이사이 휴식 시간을 확보함
  - 절개관 부위의 피부 상태를 주의 깊게 관찰

② 약물

- 진해제 : 기침반사를 억제(예, 코데인)
- 거담제 : 분비을 묽게 하여 쉽게 제거하도록 하는 약물
- 함당정제 : 기침 조절

③ 흡인

- 구강기관/비강기관의 흡인법
  - 기관절개관이 없을 때 적용
  - 비강 흡인

    : 구토반사가 적게 발생하므로 자주 사용

    : 카테터 삽입 후 제거까지 15초 이상 걸리지 않도록 함

    : 삽입 사이에 휴식 시간이 확보되어야 하고 비강캐뉼라나 마스크로 산소 제공되어야 함
  - 인공기도 흡인

    : 기관내관이나 기관절개관을 통해 기관흡인(tracheal suction)을 하는 것

    : 무의식 대상자의 경우 측위, 의식 있는 대상자의 경우 반좌위가 적절함

    : 흡인의 모든 절차는 무균술 적용

    : 흡인기 압력 100~120mmHg(성인 기준), 카테터 삽입 시에는 압력 걸지 않음

    : 흡인시간을 1회 10초, 총 5분을 넘기지 않도록 함

    : 흡인 시의 부작용으로는 감염, 출혈, 점막손상, 무기폐, 부정맥, 저산소증, 불안감 표현 등

07 개인위생

1) 목욕

● **목욕의 목적과 종류**

① 목욕의 목적

- 신체의 청결과 세균 제거 및 불쾌, 냄새의 제거, 감염의 예방
- 관절가동범위 증진, 신진대사 증진, 순환 촉진
- 심리적 이완과 안정감 제공
- 감각을 자극할 수 있는 기회 제공

② 목욕의 종류

- 청결 목욕(Cleaning baths)

청결 목욕의 종류	내용
침상목욕	– 43~46℃의 온수 사용 – 무의식 대상자 등 독립적인 목욕이 불가능한 대상자에게 실시(완전침상목욕) – 거동이 가능한 경우 자가침상에서 간호사의 도움을 받지만 스스로 부분적으로 실시하기도 함(자가침상목욕)
통목욕	– 42~44℃의 온수 사용 – 24℃의 실내온도 – 욕조 안에서 온몸을 쉽게 닦을 수 있는 목욕 – 목욕 중 어지러움 호소 →가장 먼저 통의 물을 뺀 후 머리를 낮추고 하체는 상승시킴
마른목욕	– 움직이기 힘들거나 물을 사용하기 힘든 경우의 대상자에게 제품을 피부 전체나 세균 제거가 필요한 부위에 적용한 후 문질러서 닦은 다음 마른 수건으로 닦아냄
영아목욕	– 40~42℃의 온수 사용 – 제대간호 : 70%의 알코올 사용 – 건강한 아이는 통목욕, 허약한 아이는 스펀지나 오일목욕(미숙아, 조산아)

- 치료적 목욕(Therapeutic baths)

치료적 목욕의 종류	내용
좌욕	– 40℃의 온수 사용 – 배뇨곤란 시 도움 – 치질, 직장 수술, 회음부 절개 등에 염증완화와 상처부위 회복촉진을 위하여 실행
약물목욕	– 중조와 전분 등은 가려움과 피부 발진 등 완화 – 약물을 목욕물에 녹여 목욕을 함으로써 치료의 효과를 보기 위한 것 – 과망간산칼륨 : 피부 세척과 살균의 효과
스펀지 미온수 목욕	– 피부를 물로 닦아 내는 목욕 – 서혜부와 액와 등 물수건으로 닦음(복부 제외) – 열이 있는 대상자의 열을 떨어뜨리기 위해 시행

- **침상 목욕의 유의사항**

① 목욕의 순서

- 깨끗한 부분에서 더러운 부분으로
- 눈 → 코 → 귀 → 손 → 발 → 액와 → 가슴 → 복부 → 다리 → 등과 둔부 및 회음부

② 유의사항

- 프라이버시 유지를 위해 커튼을 치고 목욕을 위한 최소한의 부위만 노출시킨다.
- 욕실 문을 잠그지 않고, '사용중'이라는 표시판을 문밖에 걸어둔다.
- 목욕 중 도움이 필요할 때 비상시 대응 방법을 사전 교육한다.
- 침상 목욕 시 낙상 예방을 위해 침대난간은 올려주고, 바닥에는 고무매트 등을 마련한다.
- 회음부는 앞에서 뒤로 닦는다.(여자)
- 요도구는 중심에서 바깥쪽으로 닦는다.(남자)
- 목욕 시 대상자 스스로 할 수 있는 부분은 독립적으로 할 수 있도록 돕는다. (자존감 유지)
- 목욕을 위해 수액통에서 수액관을 잠시라도 분리하지 않는다.(감염 예방)
- 비누나 세재의 잔여물이 남지 않도록 깨끗이 헹군다.

2) 손톱, 발톱 간호

- **손간호**

손톱은 둥글게 자름

- **발간호**

① 목적

- 발의 청결과 위생 및 피부통합성을 유지
- 당뇨환자발의 혈액순환상태 사정

〈당뇨/말초순환장애 대상자의 발관리〉

- 미지근한 물로 매일 발을 씻고 완전 건조하도록 한다.
- 티눈 제거를 위해 도구나 약품을 사용하지 않는다.
- 발에 땀이 차면 탈취파우더를 사용한다.
- 발톱을 일자로 다듬는다. (줄 사용)
- 내향성 발톱은 스스로 해결하지 않고 의료기관을 방문하도록 한다.
- 자세를 바르게 하고 순환장애를 일으키는 압박 스타킹은 피하도록 한다.
- 젖은 양말을 신지 않도록 한다.
- 상처 예방을 위해 맨발은 삼가도록 한다.
- 미끄럽지 않고 사이즈가 잘 맞는 신발을 신도록 한다.
- 규칙적인 운동을 통해 순환이 잘 이루어지도록 한다.

• 순환을 방해하는 흡연은 피하도록 한다.

3) 등간호

● 등간호의 목적

① 혈액순환을 자극하고 피부사정의 기회가 됨

② 근육의 긴장 뿐 아니라 신체적 정신적 긴장을 이완 시킴

● 등간호의 금지 대상

① 매우 허약한 대상자

② 골절이나 종양이 있는 대상자

③ 주위로 퍼질 우려가 있는 염증이 있는 대상자

④ 혈전성 정맥염, 급성순환장애 등 색전의 위험이 우려되는 대상자

● 등간호 유의사항

① 알코올제제를 피부가 건조한 상태의 대상자에게는 사용하지 않는다.

② 대상자가 불안하지 않도록 마사지의 속도를 고려한다.

③ 윤활제를 사용하여 마사지를 실시한다.

④ 뼈 돌출부위의 조직 손상을 사정하며 실시하거나 멈춘다.

⑤ 피부의 발적된 부위는 손상의 위험을 사정하면서 실시한다.

⑥ 등 간호시 대상자의 자세는 복위나 측위가 적절하다.

4) 회음부간호

● 회음부간호의 목적

① 회음부를 사정할 수 있는 기회를 제공

② 불쾌감을 제거하고 안위를 제공

③ 냄새를 없애고 청결을 유지하여 감염의 기회를 감소

key point ▸ 개인의 프라이버시를 보장할 수 있는 공간에서 진행해야 함

● 회음부간호의 유의사항

① 일반 회음부간호

• 신체 노출 부위는 최소한으로 한다.

• 독립적으로 수행할 수 있는 범위에서 도와준다.

• 겹친 피부의 부위는 더 세심히 간호한다.

• 덜 오염된 곳에서 더 오염된 곳을 향해 닦는다.

(치구→ 항문, 바깥→ 안쪽, 여성 : 대음순→ 소음순→ 요도구)

② 특별 회음부간호

- 간호제공자와 대상자를 보호하기 위한 장갑 착용이 필요하다.
- 한 번 소독에 사용한 솜은 버리고 매 소독 시 새로운 솜으로 바꾸어 사용한다.

5) 눈간호

- **혼수 대상자의 눈간호**

① 내안각→ 외안각으로 닦아줌

② 매번 새로운 솜으로 교환하여 닦아줌

③ 2~4시간마다 젖은 거즈 제공

④ 눈의 습기를 유지하기 위하여 안연고나 인공눈물은 하안검에 적용

6) 구강간호

- **구강간호의 목적**

① 백태 제거 및 구강의 청결 유지

② 구강 관련 질환 유무 사정의 기회

③ 구강위생을 위한 교육의 기회 제공

④ 염증 예방 및 식욕촉진

- **구강간호의 유의사항**

① 구강 간호 대상자의 체위를 측위(고개는 옆)로 하여 흡인을 예방하며 구강간호를 실시한다.

② 간호 시 안전이 보장된 생리식염수를 주로 사용한다.

③ 백태를 제거하기 위해 과산화수소를 사용한다. (에나멜 손상 우려가 있어 철저히 헹구어 낸다.)

④ 출혈위험이나 당뇨가 있는 대상자는 상처에 주의하여 구강간호를 실시한다.

⑤ 이동섭자 사용 시에는 섭자가 직접 치아를 자극하지 않도록 주의한다.

- **의치간호**

① 의치간호의 목적

- 구강청결과 감염 예방
- 의치 손상 여부 사정의 기회

② 의치간호의 유의사항

- 세척 시 찬물을 사용하여 형태 변형을 막는다.
- 의치의 지속적인 압박으로 잇몸에 무리가 가지 않도록 밤에는 빼주도록 한다.
- 의치가 기도로 넘어가지 않도록 시술이나 처치 시 꼭 제거하였나 확인한다.

• 세척 시 떨어져서 손상되지 않도록 수건을 깔고 투명한 컵(또는 의치보관함)에 보관한다.

08 배변간호

1) 배변장애

● **변비**

① 정의

• 일주일에 세 번 이하의 배변이 일어나는 경우
• 변이 딱딱하고 건조하여 이동이 어렵거나 대변 배출이 없는 상태

② 원인

• 수분섭취 및 섬유소 섭취의 부족
• 부동의 상태 지속과 활동부족
• 습관 : 운동부족, 소식 등
• 질환과 관련한 관장의 만성적 사용
• 스트레스 : 우울, 혼란 등

● **기타**

① 설사

변의 상태가 대부분 액체 상태의 변을 자주 보는 것으로 변의 이동 속도가 빠름

② 변실금

항문괄약근의 수의적 기능 소실로 가스나 대변의 배출 조절 어려움

③ 분변매복

직장의 내부에 수분이 없는 딱딱한 분변이 돌처럼 모여 있거나 덩어리져 있는 것

④ 고창

과도한 가스가 장내에 축적되어 있는 상태

2) 관장(enema)

● **관장의 종류**

① 청결관장

• 결장 내 분변(변비, 분변매복 등)을 제거하는 관장
• 수술이나 분만을 하는 동안 변의 배출을 예방하기 위해 실시함

• 수술이나 검사 시 시야 확보를 목적으로 실시함

② 정체관장
• 약물관장이라고도 함
• 용액을 일정 시간 장내에 머무르게 하는 관장
• 150~200 mL의 용액을 투여(성인 기준)

③ 구풍관장
• 가스를 제거하는 것이 목적인 관장임
• 복부팽만을 감소시키는 목적

④ 수지관장
• 용수관장이라고도 함
• 변 제거 시 손가락을 사용하므로 장벽이나 괄약근에 손상을 주지 않도록 주의
• 해결되지 못한 분변에 대한 직접적인 제거 방법이므로 통증과 출혈 사정 필요

⑤ 수렴관장
• 지혈을 목적으로 하는 관장

● **관장 과정**

① **관장 시 사용되는 용액** : 글리세린, 생리식염수, 비눗물, 기타 처방액
② **관장용액의 온도** : 40~43℃
③ **관장 시 대상자 체위** : Sims Position
④ **관장용액 양** : 800~1000cc(성인기준)
⑤ **관장액 보유시간** : 15~20분
⑥ **관장튜브(Rectal tube)의 삽입길이** : 7~10cm(성인기준)
⑦ **관장통의 높이** : 40~60cm
⑧ **Rectal tube 크기** : 22~30Fr
⑨ **준비물** : R-tube, 고무포, 곡반, 걸대, 수용성 윤활제, 1회용 장갑

09 배뇨간호

1) 배뇨장애

- **배뇨(urination, micturition, voiding) : 방광에서 외부로 소변을 배출하는 과정**
- **배뇨장애**

배뇨장애	내용
다뇨	하루 배뇨량이 2,500 mL 이상인 상태
핍뇨	시간당 소변량이 30 mL 이하 또는 24시간 동안의 배뇨량이 100~400 mL인 경우
무뇨	하루 배뇨량이 100 mL 이하인 경우
빈뇨	하루 4~6회 이상 잦은 간격으로 배뇨하는 상태 (수분섭취 증가, 요로감염, 스트레스, 임신 등)
야뇨	밤에 두 번 이상 배뇨하는 상태
배뇨곤란	배뇨 시 통증(작열감)이 있거나 배뇨하기가 어려운 상태
요정체	소변이 축적되고 과다 팽창되어 있는 상태 스스로 배출할 수 없는 상태
혈뇨	비정상적으로 혈액이 섞여 있는 상태
긴박뇨	급하게 강한 요의를 느끼는 상태 방광에 차 있는 소변의 양과 관계없이 참지 못하고 즉시 배뇨해야 할 것 같은 느낌
단백뇨	비정상적인 단백질 검출(스트레스, 신질환 등)
당뇨	비정상적인 당이 포함된 상태

〈요실금의 종류와 특성〉

요실금의 종류	특성
긴박성 요실금	– 갑작스럽게 발생하는 강한 요의 – 이를 참지 못해 배뇨하는 것 – 원인 : 알코올이나 카페인 섭취, 수분섭취 증가
기능성 요실금	– 수의적인 조절이 불가능한 상태 – 원인 : 환경의 변화나 만성질환, 감각인지기능 손상
복성성 요실금	– 복압이 증가함에 따라 발생하는 요실금 – 무거운 물건을 들거나 크게 웃을 때 또는 운동을 할 때 소변이 배출 – 중년기 이후의 여성에게 흔함 – 원인 : 출산, 비만, 갱년기 등으로 회음부 근육의 긴장도가 감소되어 발생
익류성 요실금	– 과도하게 팽만된 방광으로 소변이 흐르는 상태 – 원인 : 신경손상, 약물복용, 요로폐색, 분변매복

key point 규칙적인 배뇨 습관 필요, 적절한 수분섭취와 심리적 안정, 케겔운동 권장

key point 배뇨를 촉진하기 위해 따뜻한 변기와 좌욕 제공 또는 방광 부분을 가볍게 마사지 해주면 효과적임

- **요로감염**

① 병원감염에서 가장 빈번한 감염의 형태

② 가장 흔한 원인 : 도뇨관 삽입

③ 방광염, 신장염, 패혈증의 위험 초래

④ 대상자에게 관찰되는 증상

- 통증, 배뇨곤란, 긴박뇨, 빈뇨, 열, 오한, 오심, 구토, 전신쇠약감
- 혈뇨(hematuria), 농뇨(pyuria)
- 옆구리 통증, 열, 오한 등

2) 도뇨

- **단순도뇨**

① 목적

- 잔뇨량 측정
- 검체물을 무균적으로 수집하기 위함
- 수술 전 방광을 비우기 위함
- 복부 검사 전 방광을 비우기 위함

② 방법

- 여성의 도뇨 시 체위 : 배횡와위, 남성의 도뇨 시 체위 : 앙와위
- 도뇨관의 부드러운 삽입을 위해 삽입되는 도뇨관 끝에 수용성 윤활제를 바름
- 요도구 확인 후 도뇨관 삽입
  - 남자 : 18~20cm 삽입
  - 여자 : 5~6cm 삽입

- **유치도뇨**

① 목적

- 주기적인 소변량 측정이 필요한 경우
- 장기간 스스로 자연배뇨가 곤란한 대상자의 경우
- 간헐적 또는 주기적인 방광의 세척이 필요한 경우
- 배뇨로 인한 수술부위 오염을 막기 위함

② 방법

- 유치도뇨 시 체위 : 배횡와위를 취함
- 도뇨관의 부드러운 삽입을 위해 삽입되는 도뇨관 끝에 수용성 윤활제를 바름
- 멸균적인 회음부 소독 필수
  - 여성 : 대음순→ 소음순→ 요도의 순서
  - 남성 : 요도구→ 음경 아래 방향의 순서
- 도뇨관 삽입 후 소변이 확인되면 2~3cm 더 삽입함
- 도뇨관의 고정을 위해 관 끝 풍선을 부풀림
  - 생리식염수는 결정체 생성 때문에 증류수를 사용하여 풍선을 부풀림
- 도뇨관을 소변주머니와 연결
- 소변주머니의 위치는 항상 방광보다 아래

10 투약

1) 투약관련 용어

● **필수용어**

뜻	용어	뜻	용어
근육 내	intramuscular, IM	정맥염	phlebitis
피내	intradermal, ID	설하	sublingual
피하	Sub-Q : subcutaneous	아나필락틱반응	anaphylactic reaction
Z경로주사	Z-track injection	내성	tolerance
경피	transdermal	정맥 내	intravenous, IV
부작용	side effect	약물남용	medication abuse
색전증	embolism	약물오용	drug misuse
흡입	inhalation	처방	prescription
독작용	toxic effects	대사	metabolism
지혈대	tourniquet	흡수	absorption
약물알레르기	medication allergy	약물의존	medication dependence

● **투약과 관련된 용어**

뜻	용어	뜻	용어
식전	AC, ac	피부반응	AST
식후	PC, pc	교갑	cap
취침전	HS, hs	중단	DC
필요 시마다	prn	근육 내	IM
매시간마다	Qh, qh	정맥 내	IV
2시간마다	q2h	금식	NPO
4시간마다	q4h	오른쪽 눈	OD
하루에 4번	QID, qid	왼쪽 눈	OS
하루에 3번	TID, tid	양쪽 눈	OU
피하	SC	경구로	po
좌약	sup	처방	Rx
매일 밤마다	qn	엘릭시르	elix
지금 즉시	stat	매일	daily

● **투약처방의 종류**

① **정규처방** : 의사의 다음 처방이 있을 때까지 유지되는 처방

② **즉시처방** : 1회에 한하여 내려지는 처방으로 바로 그 즉시 투약되어야 하는 처방

③ **일회처방** : 수술 전이나 진단 검사를 위해 필요한 특별한 경우에만 1회 투약되는 처방

④ **필요 시 처방(prn)** : 약물투여가 필요하다고 판단할 때 투약하는 처방으로 간호사의 신중한 판단이 필요하며 정확하게 투약기록을 해야 함

⑤ **구두처방** : 구두 처방된 약을 투약하는 것

key point 24시간 이내 동일한 처방을 서면으로 받아야 함

2) 투약의 원칙

● **투약의 기본원칙**

① 정확한 약물(right drug)

② 정확한 용량(right dose)

③ 정확한 대상자(right client)

④ 정확한 경로(right route)

⑤ 정확한 시간(right time)

⑥ 정확한 기록(right documentation)

⑦ 정확한 이유(right reason)

⑧ 대상자 교육(right education)

⑨ 거부할 권리(right refuse)

⑩ 사정(right assessment), 평가(right responseevaluation)

key point ▸ 6가지 원칙에다 ⑦⑧⑨⑩의 4가지 원칙이 최근에는 추가됨

- **투약 시 유의사항**

① 투약 전후 대상자의 활력징후 등 세심한 관찰이 필요하다.

② 의사의 처방에 따른다.

③ 6가지의 기본원칙을 적어도 3회 이상 확인한다.

④ 처방을 받은 사람이 투약을 준비하고 투약을 준비한 사람이 투약하여야 한다.

⑤ 유효기간을 반드시 확인하고 명확하지 않은 처방은 다시 한 번 꼼꼼히 확인한다.

⑥ 약물의 효과와 부작용에 대하여 기본 지식을 쌓는다.

⑦ 투약 오류가 발생하였을 때 곧바로 보고하고 대처한다.

⑧ 향정신성의약품과 마약류는 기관의 원칙에 따라 카운트하고 이중 잠금 한다.

⑨ 기존 투약과 수술 전후의 투약 처방을 비교한다.

⑩ 금식과 관련하여 투약 가능 여부 약을 구분한다.

3) 투약의 경로

- **구강투약(경구)**

① 장점

- 피부자극이 없어 안전한 투약 방법
- 가장 경제적인 투약 방법
- 투약법이 비교적 간단하고 편리함
- 부작용 발생 시 빠른 교정이 가능함

② 단점

- 위점막 등 소화기계의 자극을 줄 수 있음
- 금식 시 고려대상인 약을 구분해야 함
- 오심과 구토 등 연하곤란 대상자에게 투약 어려움

③ 유의사항

- 투약의 기본원칙(6R)을 적어도 매 3회 확인한다.
- 금식, 무의식 대상자에게 직접적인 경구 투여는 주의, 금한다.
- 빨대가 필요한 약제 구분한다.(예 : 철분제제 등)

- **국소투약**

① 점막

- 세척이나 점적 방법으로 방광, 귀, 눈, 코, 직장, 질과 같은 체강에 투여

② 피부

- 로션, 크림, 연고제제 등을 적용

③ 구강 또는 비강

- 기관내관이나 기관절개관을 통해 투약
- 약물의 흡수를 위해 코에 점적한 후 같은 자세를 유지시킴
- 비출혈이나 염증의 완화를 위해 주로 투여됨

④ 질

- 좌약 : 실온 보관 후 질강 내 삽입
- 거품, 젤리, 크림 : 내관이 달린 주입기로 삽입

⑤ 직장

- 완화제 등을 좌약의 형태로 직장에 투약

⑥ 눈

- 연고
  - 연고 용기가 눈에 닿지 않도록 투약
  - 연고 바르는 방향 : 하부결막낭 내각 → 외각
  - 연고 도포 후 안구를 굴려 약의 흡수를 촉진
- 물약
  - 물약 점적 위치 : 하부결막낭 중앙
  - 물약 점적 후 약의 흡수를 위해 내각을 가볍게 눌러줌

⑦ 귀

- 약의 흡수를 위해 약물 투여 후 귀의 안쪽을 가볍게 눌러줌
- 약물 투여시
  - 성인 : 이개를 후상방으로 하여 이관을 곧게 폄
  - 3세 이하 : 이개를 후하방으로 하여 이관을 곧게 폄

- **주사(비경구)**

① 피내주사

- 목적
  - 알레르기 반응, 항생제 과민반응 검사 등
  - BCG 주사 시

• 주사부위
  – 전완의 내측면
  – 상완의 측후면
  – 상흉부
  – 견갑골
• 유의사항
  – 1 mL 주사기 사용
  – 주사각도 : 5~15° 각도로 삽입
  – 주사 부위 문지르거나 누르지 않음
  – 투베르쿨린 피부검사의 판독시간 : 48~72시간 후

② 피하주사

• 목적
  – 인슐린, 마약, 예방주사, 헤파린 등 투여
• 주사부위
  – 상완의 외측후면
  – 대퇴전면
  – 복부(가장 많이 사용되는 부위로 배꼽에서 2인치 떨어진 부위)
• 유의사항
  – 주사의 삽입각도와 바늘의 길이는 체중을 고려하여 정함
    (성인 기준 25G, 45°로, 아동은 45° 각도로 주사)
  – 헤파린 주사
    : 90° 각도로 복부에 30초 이상 천천히 주입
    : 멍과 혈종을 방지하기 위해 주삿바늘 삽입 후 혈액역류를 확인하는 절차를 거지지 않음
    : 헤파린의 흡수에 영향을 미치지 않도록 주사 후 문지르지 않음
  – 인슐린 주사
    : 매번 다른 부위에 주사함
    : 주사 후 문지르지 않음
    : 냉장고에서 꺼내 15분 정도 실온에 꺼내어 놓은 후 주사
    : 소독한 부위의 알코올이 마른 다음 주사
    : 주사기 속 에어를 완전히 제거한 후 주사
    : 주사 후 바늘을 제거할 때에 삽입한 각도대로 바늘 제거

③ 근육주사

- 목적
  - 빠른 약물의 흡수 효과
  - 자극을 주는 약물(페니실린 등)의 안전한 투여
  - 더 많은 용량의 약물 투여
- 주사부위
  - 둔부의 복면
    : 중요한 신경, 혈관과 멀고 근육이 큼
    : 돌출된 뼈 부위를 이용하여 쉽게 확인
    : 항생제와 같은 자극적인 약물 등 점도가 높은 약물 투여시 선호되는 부위
  - 외측광근
    : 흡수가 빠르며 둔근의 양이 적은 대상자에게 선호되는 부위
    : 유아와 아동의 예방접종 부위로 선호되는 부위
  - 삼각근
    : 비교적 소량의 약물 투여시
    : 요골신경, 척골신경, 상완동맥의 손상 가능성 주의
    : 예방접종 부위로 선호되는 부위(B형 간염, 광견병 예방접종 등)

④ 정맥 내 투약

- 목적
  - 가장 빠른 효과를 신속하게 얻기 위함
  - 응급상황, 수분과 전해질의 균형 유지
  - 많은 양의 약물을 서서히 주입하기 위함
  - 약물의 완전한 흡수를 위함
  - 약물의 치료적 혈중농도를 일정하게 유지하기 위함
  - 정맥을 통해 반복적인 투약이 가능
- 주사부위 선정 시
  - 정맥의 건강 상태와 약물의 주입 시간 고려
  - 점성의 정도와 자극성의 정도를 고려하여 부위 선정
  - 주삿바늘의 각도는 정맥의 상태에 따라 고려되나 보통 30도 각도
  - 대상자의 연령과 활동 범위 등을 고려하여 부위 선정
- 유의사항
  - 부작용
    : 국소감염을 예방하기 위해 철저한 무균술 적용 필요

: 정맥염은 통증, 압통 및 발적 등을 증상으로 호소하므로 주의 깊은 관찰 필요
: 혈종형성은 주삿바늘의 삽입과 제거 시 혈관벽의 손상으로 혈액이 모이는 것으로 제거 시 알코올 솜으로 문지르지 않음
: 쇼크는 약물의 주입 속도가 너무 빠르게 주입될 경우 나타남
: 색전증은 정맥을 통해 공기나 이물질이 들어가 모세혈관을 차단하게 될 경우 나타남
: 패혈증은 혈류에 세균이 들어가는 상태로 전신 염증반응을 일으킴

key point 모든 정맥주사의 부작용을 예방하기 위해 철저한 무균술 지침 중요

key point 즉시!! 수액을 중지하여야 하는 경우!!

주사부위의 발적, 통증, 가려움 증상을 호소할 때
수액 중에 공기나 이물질이 보일 때
혈액이 수액줄로 역류될 때
수액이 들어가지 않을 때

11 체위

1) 체위유지

- **체위유지의 목적**

① 진단 검사의 목적을 달성하기 위해
② 휴식과 안정을 위한 바른 자세를 유지하기 위해
③ 수술 후 호흡기계 합병증을 예방하기 위해
④ 욕창 예방을 위해
⑤ 배액을 촉진하기 위한 자세를 취하기 위해
⑥ 근육의 위축과 구축을 예방하기 위해

- **효과적인 체위유지를 위한 기본 원칙**

① 주름이 없는, 습기가 없는, 이물질이 없는 깨끗한 침상에서 실시해야 함
② 부드럽고 쿠션감이 있는 매트리스보다 단단한 매트리스가 효과적임
③ 체위변경의 적절한 시간은 2시간
④ 관절 부위의 경우는 약간 굴곡을 시킨 자세가 바람직함
⑤ 체위 변경시마다 필요한 부분에 지지대 제공이 필요함

2) 체위의 유형

- **앙와위**

① 반듯하게 누운 체위

② 적용

- 인공도뇨(남성), 요추천자 후, 척추골절 시

- **반좌위**

① 침상의 머리 부분(상체)을 높여서 앉는 체위

② 적용

- 호흡곤란, 기침과 심호흡 시, 소화기계 내용물 역류 방지

- **배횡와위**

① 다리를 약간 벌린 후 무릎을 세우고 있는 체위

② 적용

- 인공도뇨(여성), 복부검사 시

- **트렌델렌버그체위**

① 반듯하게 누운 체위에서 다리가 상승되는 체위

② 또는 머리 부분을 낮추는 체위임

③ 적용

- 쇼크시, 혈압하강 시

- **절석위**

① 반듯하게 누운 체위에서 진찰을 위해 다리가 진찰대에 걸쳐지는 체위

② 적용

- 부인과 진료 시
- 방광과 생식기 검사 시

- **측위**

① 옆으로 눕는 체위

② 적용

- 천골 및 미골의 욕창 예방을 위해 체위 변경 시
- 기도 흡인의 위험을 예방할 때

- **슬흉위**

① 가슴과 무릎이 바닥에 닿도록 엎드려 누운 체위

② 적용
- 골반 속 장기를 이완시켜야 할 때
- 직장이나 대장검사 시
- 태아의 위치 교정을 위해서
- 월경통 완화

● **복위**

① 엎드려 누운 체위로 고개를 옆으로 하는 체위

② 적용
- 분비물의 배액을 촉진하고 흡인을 방지할 때
- 등근육의 휴식을 제공함
- 척추 질환 및 골절 대상자에게는 금함

● **심스위**

① 측위와 복위 사이의 체위로 왼쪽 옆을 바라보는 체위

② 적용
- 흡인 방지 및 욕창 예방을 위한 체위변경 시
- 관장 시

key point ▸ 모든 체위의 적용은 국가고시 단골 문제임

12 수술환자 간호

1) 수술과 마취

● **수술**

① 수술의 유형
- 대수술 : 장기이식, 개두술 등 절제 등의 부위가 광범위하고 위험부담이 큰 수술
- 소수술 : 위험부담이 적고 수술시간도 비교적 짧은 수술
- 응급수술 : 생명과 직접 관련이 있어 바로 즉시 실시해야 하는 수술
- 진단적 수술 : 진단에 따라, 또는 진단을 하기 위한 수술
- 치료적 수술 : 질환이 확인된 부위의 교정을 위한 수술
- 완화적 수술 : 통증이나 증상을 감소시킬 목적으로 하는 수술
- 이식 수술 : 장기를 기증받았거나 인공적인 구조물을 이식하기 위한 수술

② 수술에 영향을 미치는 요인

- 연령, 비만, 영양상태, 병력, 면역력, 건강상태 등

③ 수술에 영향을 미치는 약물

- 건강보조식품, 항고혈압약, 스테로이드, 인슐린, 항부정맥제, 이뇨제, 항생제 등

④ 수술에 영향을 미치는 질환

- 당뇨병, 간질환, 열, 호흡기질환, 출혈질환, 만성통증 등

● **마취**

① 전신마취

- 약물을 전신으로 투여
- 뇌기능 억제, 의식 및 감각, 수의적 · 불수의적 운동, 모든 반사활동 차단
- 흡입마취제 : N2O 등이 주로 사용됨

② 부위마취

- 특정한 신체의 한 부분의 신경자극 전달 차단
- 감각을 소실시키고 운동을 억제함

③ 국소마취(local anesthesia)

- 마취 시키고자 하는 특정 부위의 감각을 손실시키는 방법
- 0.1% lidocaine 등이 주로 사용됨

key point ▸ 국소마취제이며 항부정맥제인 리도카인은 시험에 자주 출제되고 있음

④ 진정/마취

- 진단검사, 수술을 위한 방법
  (화상드레싱 등)

2) 수술환자 간호

● **수술 전 간호**

① 수술 전 준비

- 금식 : 구토로 인한 오염과 흡인 예방
- 수분과 전해질 균형 : 수액 유지
- 관장 : 수술 중 마취로 인한 근육 이완시 배설 가능성, 배설에 의한 오염 방지, 수술시야 확보
- 피부준비(삭모) : 수술 부위보다 넓은 부위로 삭모, 수술부위 감염 예방
- 안정 : 수술을 위한 체력 확보, 정신적 휴식 제공
- 수면제 : 숙면을 통한 수술 시 체력 확보

• 안위 증진 : 조용하고 편안한 환경 제공

② 환자 교육

• 수술 당일 대상자가 수행해야 할 내용을 수술 전날 교육함
  – 기침, 심호흡, 체위변경, 다리운동 등
  – 호흡기계 합병증(무기폐, 폐렴)과 순환기계 합병증(혈전성 정맥염)을 예방하기 위함

key point 수술 후 호흡기계 합병증, 순환기계 합병증은 시험에 자주 출제되고 있음

수술 당일 간호

① 환자상태 확인

• 수술 전 처치의 완료 상태 확인
• 활력징후 수시 측정
• 호흡기계 증상 유무 확인
• 의치, 콘택트렌즈, 속옷 등 모두 제거
• 정서적 지지로 불안감 감소
• 수술을 위한 혈관 확보 확인
• 기본검사 결과치와 혈액형 확인
• 수술 전 투약
  – 마취제의 투여와 흡수를 돕기 위한 투약
  – 호흡기계 분비물 감소를 위한 투약(아트로핀 등)
  – 불안과 이완을 위한 투약(데메롤, 모르핀 등)

수술 후 간호

① 환자상태 확인

• 활력징후 15분 간격 관찰
• 기도개방 확인, 피부색 관찰, 산소포화도 사정
• 동공반사, 배액의 양상, 혈종형성 여부 등
• 통증 사정과 소변량 체크
• 호흡기계 사정(무기폐와 폐렴)

② 체위

• 의식이 없는 대상자 : 앙와위(고개 옆)
• 반의식 대상자 : 측위 또는 흡인을 예방할 수 있는 체위
• 의식이 있는 대상자 : 좌위, 반좌위

key point 2시간마다 체위변경을 통해 폐가 확장되도록 해야 함

③ 대상자 교육

- 호흡기 합병증을 예방하기 위한 체위변경과 기침, 심호흡 방법
  - 심호흡은 환기 증진, 기침반사 자극, 기도 분비물 배출 촉진
  - 심호흡이 어려운 대상자의 경우 강화폐활량계 사용 권장
  - 필요시 흡인
- 순환기 합병증을 예방하기 위한 다리운동과 조기이상
  - 다리운동은 근육의 수축을 돕고 혈액정체 관련한 혈전성 정맥염과 색전증 등 합병증 예방

13 억제대 간호

1) 억제대의 목적과 종류

● **억제대 적용의 목적**

① 환자의 안전을 위하여(낙상 및 자해 등)

② 환자와 그 보호자 및 건강관리요원의 안전을 위하여

③ 치료의 목적을 달성하기 위한 움직임 제한을 위하여

● **억제대의 종류**

① 주관절 억제대

- 정맥주사 후 고정을 위해 적용함
- 무의식 대상자 등 피부 손상을 막기 위함
- 팔꿈치 억제대라고도 함

② 자켓 억제대

- 자켓과 같은 형태의 억제대
- 지남력 사정을 통해 적용(휠체어에 앉아 있는 동안 등)
- 낙상 등 대상자의 안전을 위함

③ 손목 억제대 또는 발목 억제대

- 손목과 발목의 관절에 클로브히치 매듭으로 고정
- 손과 발의 움직임 제한

14 상처 간호

1) 욕창

- **욕창간호**

① 원인과 정의

- 지속적인 압력이 특정 부위에 가해졌을 때 혈액 순환장애로 조직이 손상되는 상태
- 장시간 누운 상태에서 압력과 마찰력, 응전력(미끄러져 가며 받는 압력)이 원인이 됨

똑바로 누워 있을 경우(뒷 부분에 욕창이 생김)

옆으로 누워 있을 경우

② 욕창의 발생과정

- 압력→ 순환장애→ 발적→ 열감→ 국소빈혈→ 궤양 → 괴사

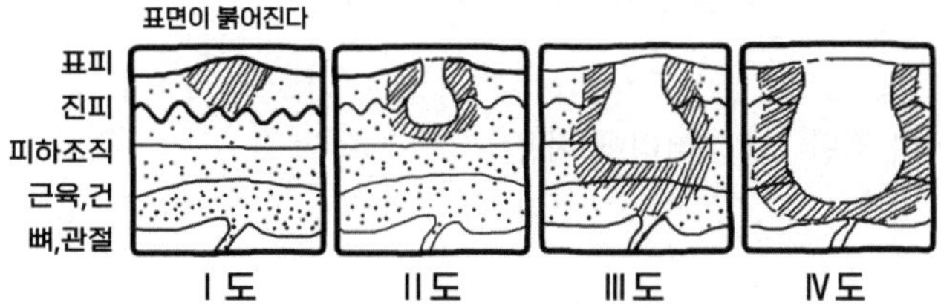

③ 욕창 사정

- 압력에 노출되기 쉬운 뼈 돌출 부위 관찰
- 의료 도구가 부착된 귀, 구강, 비강, 입술, 도뇨관 부위 등 반창고 부착 부위 등 관찰
- 발적 부위 관찰
  - 창백, 얼룩, 누르면 사라지거나 사라지지 않는 홍반 등

④ 욕창 예방

- 충분한 영양보충과 수분섭취
- 2시간마다 적절한 체위로 변경
- 순환장애를 예방하기 위한 가벼운 마사지
- 압력의 요인 제거(침상의 주름, 부스러기 등)
- 배액물로 오염되지 않는 위생적인 침상 유지

2) 붕대법과 드레싱

● 붕대법

① 환행대

- 붕대의 처음과 마지막 부분을 겹치게 감아 고정
- 손가락이나 손목 부분 주로 적용
- 마지막 맺음에 반창고나 안전핀으로 고정하고 피부 손상 주의

② 나선대

- 굵기가 비교적 일정한 부위에 적용
- 나선식으로 겹쳐 감아 올라가며 적용

③ 나선절전대

- 굵기가 일정하지 않는 부위에 적용

④ 8자붕대법

- 관절 부위에 적용(주로 팔꿈치, 무릎 등)
- 8자 모양으로 겹쳐 위와 아래로 돌려 감아 적용

⑤ 회귀대

- 말단이나 절단 부위, 머리에 적용

● 드레싱

① 건조드레싱

- 배액 부위의 분비물을 흡수하기 위한 드레싱
- 배액 부위를 지지할 수 있어 안전하게 고정할 수 있는 드레싱

② 습윤건조드레싱

- 젖은 거즈를 상처 부위에 닿도록 함
- 상처 부위에서 건조될 수 있는 정도의 습윤이어야 함
- 깊은 상처에 채울 경우 느슨하게 넣어 상처에 손상을 주지 않음

③ 투명드레싱

- 피부에 상처를 주지 않도록 주름지게 붙이지 않음
  (주름은 피부에 압력을 주고 배액이 축절될 수 있는 경로가 될 수 있음)

④ 배액관드레싱

- 상처를 지지하고 드레싱을 고정하는 드레싱
- 상처의 배액 양상을 확인할 수 있는 드레싱
  (색, 양, 출혈 등)

3) 상처간호의 유의사항

- **일반적인 원칙**

① 철저한 무균술을 적용한다.

② 상처 간호 전후에 절차를 지키며 손씻기를 반드시 한다.

③ 상처 간호 시 드레싱 세트는 사용 직전에 연다.

④ 한 대상자에 적용하는 드레싱 세트는 1개이며, 한 대상자여도 소독 부위가 2군데 이면 세트는 각각 2개를 사용한다.

⑤ 상처의 상태에 따른 드레싱 순서를 철저하게 지킨다.

key point 오염이 적은 곳에서 오염이 많은 곳으로의 방향

15 골절환자 간호

1) 골절

- **골절의 정의와 종류**

① 정의

- 외부로부터의 자극에 의해 뼈의 연속성이 단절된 상태
- 내부로부터의 질환에 의해 뼈의 연속성이 단절된 상태
- 골절에 의해 출혈, 통증, 기능장애, 주요 혈관과 신경 손상
- 고정, 정복, 또는 수술 및 재활이 필요한 상태

② 종류

- 복합골절 : 뼈의 연속성 뿐만 아니라 골절에 따른 신경, 혈관, 조직 등이 손상받은 경우
- 단순골절 : 뼈의 연속성만 소실된 경우

2) 치료

- **수술적치료**

① 고정

- 비수술적 치료가 어려울 시 적용
- 감염에 대한 우려가 있어 주의 깊은 사정 필요
- 나사, 못, 핀을 이용하여 골절 부위를 고정함

- **비수술적치료**

① 석고붕대

- 적용이 쉽고 대상자의 안위를 보장함

• 경제적이며 골절 시 주로 사용하는 방법

• 유의사항

– 붕대의 말단 부위는 노출시켜 혈액순환 장애 관찰

– 마르고 건조되는 시간(24~48시간)동안 파손되지 않도록 주의

– 압박받을 수 있는 뼈 돌출부위에 거즈로 지지

– 부동에 따른 부종, 동통, 저림, 무감각, 청색증 시 바로 처치

② 견인

• 무게장치나 끝을 표적부위에 연결하여 일직선으로 견인하기 위함

• 골절 부위의 정상적인 배열을 통해 형태를 유지하기 위함

• 통증을 감소시키고 변형을 예방하기 위함

• 유의사항

– 장시간은 근육의 위축을 발생시킴

– 무게는 처방대로 변경하고 유지(추가 바닥에 닿지 않도록)

– 대상자의 순환장애 사정을 통해 저림, 냉감, 무감각 등 관찰

– 족저굴곡이 발생하지 않도록 발바닥 지지

16 활동과 운동

1) 부동

● **부동의 영향**

① 피부계 : 탄력저하, 욕창 등 발생

② 소화기계 : 소화불량, 변비, 식욕부진 등

③ 비뇨기계 : 요로감염, 결석 등

④ 호흡기계 : 호흡 기능 감소, 폐렴 등

⑤ 순환기계 : 순환장애, 혈전, 저혈압 등

⑥ 사회심리적 : 우울감, 고독감, 위축 등

● **부동에 따른 간호**

① 피부계 : 체위변경, 실금 대상자의 경우 세심한 회음부 간호

② 소화기계 : 장마사지, 좋아하는 음식 제공, 수분과 식이섬유 제공

③ 비뇨기계 : 수분섭취와 운동 권장

④ 호흡기계 : 습도유지, 체위변경, 기침과 심호흡 권장

⑤ 순환기계 : 수동운동, 다리운동

⑥ 사회심리적 : 또래모임 등 사회적 참여 독려

구분	부동의 영향	부동에 대한 간호
피부계	탄력저하, 욕창 등	체위변경, 실금 대상자의 경우 세심한 회음부 간호
소화기계	소화불량, 변비, 식욕부진	장마사지, 좋아하는 음식 제공, 수분과 식이섬유 제공
비뇨기계	요로감염, 결석	수분섭취와 운동 권장
호흡기계	호흡 기능 감소, 폐렴	습도유지, 체위변경, 기침과 심호흡 권장
순환기계	순환장애, 혈전, 저혈압	수동운동, 다리운동
사회심리적	우울감, 고독감, 위축	또래모임 등 사회적 참여 독려

2) 활동

● 보행 간호

① 보행기보조(Walker)

- 안전사고를 예방하기 위해 대상자의 가까이에서 허리 지지, 다른 쪽 팔로는 손을 잡음
- 대상자는 허리를 곧게 펴고 시선은 앞을 보도록 함
- 보행기의 네 발이 바닥에 안정적으로 있을 때 대상자의 몸이 보행기 안에 위치하도록 함
- 보행기를 15cm 앞으로 밀어 이동하게 한 후 대상자가 한 걸음 옮기고 나머지 한 걸음을 하도록 함

② 목발보행

- 2점목발보행
  - 환자와 간호사가 마주 서서 환자는 간호사의 어깨를, 간호사는 환자의 허리를 붙잡도록 함
  - 환자의 팔꿈치를 30° 구부린 상태로 양쪽 목발을 잡게 함
  - 오른쪽 목발과 왼발이 앞으로 나가고 다음 왼쪽 목발과 오른발을 내딛게 함
- 3점목발보행
  - 2점목발보행과 동일함
  - 양쪽 목발과 약한 다리가 먼저 앞으로 나감
  - 지탱 가능한 다리가 더 앞으로 나감
- 4점목발보행
  - 양쪽 다리 모두 체중 실을 수 있으며 초기 목발 보행을 시작하는 대상자에게 적용
  - 한쪽 다리와 목발이 하나씩 앞으로 나가는 보행법
  - 왼쪽 목발→ 오른 다리→ 오른쪽 목발→ 왼 다리

17 임종간호

1) 죽음

● **임종환자의 권리장전**

나는 사망의 순간까지 살아 있는 인간으로 대우받을 권리가 있다.
나는 아무리 상황이 변할지라도 희망을 유지할 권리가 있다.
나는 다가오는 죽음에 대해 나의 방식대로 느낌과 감정을 표현할 권리가 있다.
나는 나에 대한 결정에 참여할 권리가 있다.
나는 목표가 치료에서 안위로 바뀌었다 하더라도 지속적인 치료와 간호를 받을 권리가 있다.
나는 외롭게 죽지 않을 권리가 있다.
나는 고통 없이 죽을 권리가 있다.
나는 내 질문에 솔직한 대답을 들을 권리가 있다.
나는 속지 않을 권리가 있다.
나는 나의 죽음을 받아들이는 데 가족으로부터 도움을 받고, 가족을 도울 권리가 있다.
나는 평화롭고 인간답게 죽을 권리가 있다.
나는 나의 개인적 특성을 유지하고, 타인의 믿음과 상충하더라도 나의 결정으로 비판받지 않을 권리가 있다.
나는 나의 욕구를 이해하려고 하고, 내 죽음을 돌보는 과정에서 만족할 수 있는 세심하고, 친절하며, 지식 있는 사람의 돌봄을 받을 권리가 있다

● **정의**

① 죽음이란,
- 심장 및 호흡기능과 뇌반사의 비가역적 정지 또는 손실(대학의학협회)
- 소생할 수 없는 삶의 영원한 종말(세계보건기구)

● **뇌사의 판정기준**

① 외부의 자극에 그 어떤 반응도 보이지 않는 혼수상태
② 자발적 호흡이 일어날 수 없는 상태
③ 두 눈의 동공이 확대되고 고정되어 있는 상태
④ 뇌간반사가 완전히 소실된 상태
⑤ 자발반응과 경련 등이 나타나지 않는 상태
⑥ 무호흡 상태의 결과 자발호흡이 유발되지 않아 자발호흡이 되살아날 수 없다고 판정된 상태
⑦ 재확인 : ①~⑥에 의한 판정 결과를 6시간이 경과한 후에 재확인하여도 그 결과가 같은 상태

⑧ **뇌파검사** : 위의 사항을 확인 후 뇌파검사를 실시하여 평탄뇌파가 30분 이상 지속되는 상태

● **임종단계**

① 부정

- 의사의 진단을 의심하고 죽음을 쉽게 수용하지 못하는 단계
- 현실을 회피하는 단계
- 간호
  - 시간을 부여하고 경청하며 상태에 대한 정보를 충분히 제공한다.
  - 대상자의 마음을 공감하는 자세를 가진다.

② 분노

- 환경이나 사람에게 적개심을 보이며 감정의 변화가 심한 단계
- 자존감이 저하되며 불안이 증가하는 단계
- 간호
  - 대상자의 요구를 세심하게 들어준다.
  - 대상자의 반응에 같이 화를 내지 않아야 하며 인내심을 가지고 대상자의 자기결정을 존중해 준다.

③ 협상

- 과거 자신의 시간을 돌아보며 나쁜 행동에 대한 대가라고 생각하는 단계
- 죄의식과 두려움의 감정을 갖게 됨
- 치료를 받아들이고 예후를 위해 노력을 하게 됨
- 간호
  - 심리적 지지를 해준다.
  - 대상자의 의사결정에 대해 필요한 정보를 제공하며 도움을 줄 수 있는 대상자와 연결해준다. (성직자 등)

④ 우울

- 죽음을 어느 수준 수용하며 슬픔과 극도의 우울감에 빠지는 단계
- 말이 적어지고 눈물을 많이 보이는 단계
- 어쩔 수 없는 일에 대해 슬퍼함
- 간호
  - 슬픔을 충분히 표현하도록 한다.
  - 비언어적 의사소통이 큰 도움이 된다.
  - 곁에 같이 있어준다.

– 좋아하고 만나고 싶은 사람과 같이 있도록 도와준다.

⑤ 수용

• 죽음을 인정하고 기다리는 단계
• 죽음을 준비하는 단계(유언장 등)
• 간호
  – 잘 경청해준다.
  – 가족들과 함께 할 수 있는 시간을 만들어 준다.
  – 혼자 있지 않도록 해준다.

2) 임종 간호

● **임종 간호**

변화		간호
신체적변화	욕창과 흡인 위험	체위 변경
	변비	수분섭취와 식이요법
	구강호흡	특별 구강간호
	감각의 변화 가장 마지막까지 남아있는 감각 : 청력	더욱 또렷하고 분명한 의사소통 제공
	체온하강	보온
정서적변화	우울감과 고독감	경청과 함께 있어줌
	적개심과 의심	충분한 정보 제공
	영적간호 요구	이야기할 수 있는 대상자 연결

● **사후 간호**

① 사후경축 등

• 신체가 경축되는 상태
• 간호
  – 사후경축이 오기 전 체위를 반듯이 해 줌
  – 의치가 있다면 끼워주고 눈을 감기고 입은 다물도록 해 줌
  (감기지 않으면 젖은 탈지면으로 눈을 살며시 누르고 있도록 함)
• 수건을 말아 턱 밑에 받쳐 입을 다물게 함
• 대변, 소변 배설이 일어날 수 있어 둔부 밑에 흡수용 패드 준비함
• 준비된 깨끗한 옷으로 갈아입히고 모든 장신구 및 치료 기구는 제거함

② 주변정리

- 치료에 사용되었던 기구 정리
- 대상자의 개인 물품 정리 및 가족 인계
- 가족을 위한 장소를 마련함 (따뜻한 조명, 의자, 이별할 수 있는 시간 제공)

기본간호학은 다른 과목에 비해 상대적으로 국가고시 출제 비중이 높은 과목이다. 따라서 자꾸 읽고 이해하고 많은 문제풀이의 과정을 갖도록 해야 하며, 그중 반복적으로 틀리는 문제를 집중적으로 공부하여 확실히 해 두어야 할 필요가 있다. 또한 임상에서 대상자 간호 시 기본적으로 필요한 술기들이 본 과목에 해당하므로 실무에서 가장 유용한 과목이기도 하다. 실제 임상에서 언제라도 자주 펼쳐보게 될 과목이니 국가고시가 끝나더라도 교재를 재판매하지 말길 바란다. 주로 출제되는 문제는 간호기록/활력징후(정상범위 등)/진단검사의 목적과 유의사항/손씻기/소독과 멸균/체위/욕창/개인위생/관장/수술간호/도뇨/억제대/목발/투약/임종 시 간호 등 특정 영역을 가리지 않고 다양하게 출제되고 있다.

example.

Q. 다음 중 호흡곤란 증상을 보이는 대상자에게 적절한 체위는?
Q. 의식이 없는 대상자의 목을 옆으로 하는 이론적 근거는?
Q. 활력징후의 정상범위와 거리가 먼 것은?
Q. 간호기록의 원칙을 잘못 설명한 것은?
Q. 욕창 발생의 직접적인 원인은 무엇인가?

02 장 성인 · 해부생리

01 골격계

1) 구조와 기능

- **골격계의 구조**
  ① 구조 : 골막, 골수, 골조직
  ② 인체의 뼈 : 총 206개

- **골격계의 기능**
  ① 골막 : 뼈를 보호하며 재생시키는 기능
  ② 골수 : 혈구를 생성함
  ③ 골조직 : 단단하고 실질적인 조직
  ④ 뼈
    - 조혈기능 : 혈구를 생성함
    - 보호기능 : 내부의 장기를 보호함
    - 지주기능 : 인체의 구성 형태를 지지함
    - 저장기능 : 인체를 구성하는데 필요한 무기질을 저장함

2) 골격계의 대표적인 질환

- **골다공증**
  ① 정의 : 뼈의 실질 조직이 감소하고 강도가 약해진 상태
  ② 원인 : 여성의 폐경, 스테로이드 사용, 흡연과 음주, 유전적 관련성
  ③ 증상 : 증상이 없음. 갑작스러운 골절
  ④ 간호 : 꾸준한 운동과 생활습관 교정, 약물치료

- **골절**
  ① 정의 : 정상적인 뼈의 구성 형태의 연속성에 문제가 생긴 상태
  ② 원인 : 외상이 대표적(병원에서의 낙상 등)
  ③ 증상 : 통증, 변형, 멍
  ④ 간호 : 평소 충분한 영양섭취, 고정, 부목, 견인 등

- **염좌**

① 정의 : 인대의 사이즈가 변화하여 지지하던 관절에 영향을 미치는 상태
② 원인 : 외상이 대표적
③ 증상 : 통증, 부종, 발적
④ 간호 : 염좌 부위의 안정과 냉온 적용, 진통제와 약물치료 등

02 소화기계

1) 구조와 기능

- **소화기계의 구조**

① 구조
- 구강→ 인두→ 식도→ 위→ 십이지장→ 공장→ 회장→ 맹장→ 결장→ 직장→ 항문

- **소화기계의 기능**

① 구강 : 음식을 씹는 기능
② 인두 : 구강에서 넘어온 음식이 기도로 넘어가지 않도록 하는 기능
③ 식도 : 연동운동을 통해 음식물이 위로 갈 수 있도록 하는 기능
④ 위 : 산을 분비하여 소화를 도움
⑤ 소장 : 분절운동이 일어나 소화를 도움
⑥ 대장 : 수분을 흡수하는 기능을 함

2) 소화기계의 대표적인 질환

- **위궤양**

① 정의 : 위 점막이 손상된 상태
② 원인 : 흡연, 위산, 약물복용, 알코올 등
③ 증상 : 속쓰림, 오심, 구토, 복통
④ 간호 : 금연, 원인 제거, 약물치료 등

- **위암**

① 정의 : 위 조직에 종양이 발생한 상태
② 원인 : 알 수 없음, 유전적 소인, 환경적 영향
③ 증상 : 초기 증상 없음, 소화불량, 오심, 구토, 복통
④ 간호 : 식이요법, 약물요법, 통증완화를 위한 간호

- **치질**

① 정의 : 혈관 확장의 상태가 항문 주변으로 발생하는 질병
② 원인 : 변비, 출산, 장시간 서 있는 자세 등
③ 증상 : 통증과 출혈
④ 간호 : 좌욕, 원인 예방 및 제거, 수술 등

- **충수염**

① 정의 : 충수부위에 염증이 발생한 상태
② 원인 : 알 수 없음, 충수돌기 부위의 개구부 폐쇄
③ 증상 : 오심, 구토, 소화불량, 복통, 발열
④ 간호 : 구강으로의 섭취 금지, 항생제 치료 및 수술

- **위천공**

① 정의 : 위에서 천공이 발생한 상태
② 원인 : 시술 부주의, 자극된 약물의 장기복용, 위궤양과 같은 질환
③ 증상 : 상복부에서 느껴지는 참을 수 없는 복통
④ 간호 : 즉각적인 수술

03 순환기계

1) 구조와 기능

- **순환기계의 구조**

① 구조

• 심장 : 좌측 3~6 늑골 사이에 위치
• 삼천판 : 우심방과 우심실 사이에 위치
• 이첨판=승모판 : 좌심방과 좌심실 사이에 위치
• 좌심실 : 가장 두꺼운 순환기계 구조이며 전신순환을 함
• 심낭 : 심장을 둘러싸고 있는 막으로 바로 아래 횡격막과 접함

- **순화기계의 기능**

• 순환 : 심장에서 박출되는 혈액이 신체 전체로 운반되었다가 다시 심장으로 돌아오는 과정

2) 순환기계의 대표적인 질환

● **고혈압**

① 정의 : 혈액이 순환하면서 혈관벽에 부딪히는 압력
② 원인 : 정신적 요인(스트레스 등), 음식, 기저질환, 유전적 소인 등
③ 증상 : 증상 없음, 두통, 어지러움, 빈맥 등
④ 간호 : 금연과 금주, 체중조절, 식이요법, 운동요법, 약물요법 등

● **심근경색**

① 정의 : 관상동맥이 좁아지거나 막혀서 심장으로의 혈액 공급에 어려움이 발생한 상태
② 원인 : 관상동맥의 이상, 콜레스테롤 등
③ 증상 : 흉통, 호흡곤란, 실신 등
④ 간호 : 안정, 스텐트 삽입술, 혈전용해술, 식이요법, 운동요법, 약물요법 등

● **협심증**

① 정의 : 심장의 근육에 혈액이 부족한 상태
② 원인 : 흡연, 당뇨, 유전, 비만, 생활습관 등
③ 증상 : 흉통과 호흡곤란
④ 간호 : 안정, 식이요법, 운동요법, 약물요법(니트로글리세린) 등

〈순환기계와 관련된 증상 용어정의〉

- 흉통(Chest Pain) : 가장 흔하게 발생하는 순환기계 증상
- 호흡곤란(Dyspnea) : 환기가 필요한 호흡하기 힘든 상태로 비정상적인 호흡수와 리듬
- 심계항진(Palpitation) : 비정상적인 심박동을 스스로 지각하는 상태
- 현기증(Dizziness) 및 기절(Syncope) : 어지러움과 일시적인 의식상실
- 부종(Edema) : 심부전에 의해 발생하는 부종 상태
- 기침(Cough) : 좌심부전, 승모판 협착증 시 발생하는 기전
- 각혈(Hemoptysis) : 호흡기계의 출혈로 혈액이 기침으로 나오는 상태
- 오심 · 구토(Nausea · Vomiting) : 순환기계의 증상으로 호흡기계의 증상인 오심, 구토가 발생할 수 있음
- 피부변화(Skin Change) : 산소운반 감소로 나타나는 피부의 색깔, 온도 등의 변화

04 내분비계

1) 구조와 기능

- **내분비계의 구조**

① 구조

- 뇌하수체, 갑상선, 부갑상선, 부신, 라아게르한스섬, 성선, 송과선, 흉선

- **내분비계의 기능**

① 일반적인 기능

- 모든 대사율과 에너지를 저장
- 성장과 발달을 조절하며 수분과 전해질 균형을 이룸
- 생식과정을 조절함
- 스트레스 상황에 대한 대응반사에 기여

② 성장호르몬

- 평생 분되는 호르몬으로 아미노산을 흡수시켜 세포성장을 자극함

③ 갑상선자극호르몬

- 갑상선의 성장과 발달을 촉진함

④ 부신피질자극호르몬

- 호르몬의 합성과 분비를 촉진함

⑤ 여포(난포)자극호르몬

- 난소의 성장과 발달에 영향을 줌
- 난소 자극으로 에스트로겐을 분비하게 함
- 남성의 경우 정자 형성과 성숙을 촉진함

⑥ 엔돌핀

- 운동과 스트레스 자극에 반응하여 분비
- 진통효과

⑦ 인슐린

- 혈당을 감소시킴
- 세포막에서 세포 내로의 포당 이동을 증가시킴
- 지질과 단백질 등 탄수화물의 대사에 관여함

2) 내분비계의 대표적인 질환

● 당뇨병

① 정의 : 인슐린 기능의 장애가 발생한 상태

② 원인 : 운동부족, 식습관과 스트레스 등

③ 증상 : 3대 증상(다음, 다뇨, 다식), 체중감소와 피로

④ 간호(당뇨환자의 발관리)

● 갑상선기능항진증

① 정의 : 갑상선호르몬의 생성이 과하여 발생한 상태

② 원인 : 호르몬 대사 항진

③ 증상 : 체중감소, 복통, 설사, 피로, 근육허약, 빈맥, 심계항진, 불안, 불면, 안구돌출 등

④ 간호 : 약물요법, 갑상선절체술, 방사선 요오드 요법 등

● 갑상선기능저하증

① 정의 : 요오드 섭취 부족으로 발생하는 내분비계 질환

② 원인 : 자가면역질환, 방사선 요오드 치료 후

③ 증상 : 변비, 체중증가, 고창, 복부팽만, 피로, 경련, 서맥, 우울, 소극적 행동 등

④ 간호 : 원인을 확인하고 교정 및 제거, 요오드 식이 섭취 등

key point 갑상선기능항진증과 갑상전기능저하증의 차이 구분

DM-foot(당뇨발)

- 주의 깊게 대상자의 발 상태를 관찰하고 사정한다.
- 저하된 감각임을 항상 인지하고 화상과 동상에 주의하도록 한다.
- 발톱 관리 시 밝은 곳에서 일자로 깎으며 상처 나지 않도록 주의한다.
- 금연하도록 하여 혈액순환 장애를 예방한다.
- 혈액순환을 돕기 위해 발 마사지를 제공한다.
- 작은 상처, 티눈, 굳은살 등은 당뇨발 진행의 원인이 되면 진행을 빠르게 하므로 발견되는 즉시 치료하고 관리한다.
- 매일매일 발의 위생에 신경 쓰고 건조해지지 않도록 한다.
- 발에 맞는 편안한 신발을 신도록 하며 맨발인 상황이 없도록 한다.

05 호흡기계

1) 구조와 기능

- **호흡기계의 구조**

① 구조

• 기도 → 비강 → 인두 → 편도 → 후두 → 횡격막 → 기관 → 기관지 → 폐 → 폐포

- **호흡기계의 기능**

① 기도 : 공기가 드나들 수 있는 경로, 이물질에 대한 방어 작용을 함

② 비강 : 습기의 공급과 여과의 기능

③ 인두 : 음식과 공기의 통로 역할을 함

④ 편도 : 호흡기로 들어오는 미생물의 침입을 막아줌

⑤ 후두 : 목소리를 낼 수 있는 유일한 구조임

⑥ 횡격막 : 호흡을 도와주는 호흡근

⑦ 기관 : 기도에 침입한 이물질 제거

⑧ 폐 : 가스교환 기능

2) 호흡기계의 대표적인 질환

- **기관지확장증**

① 정의 : 영구적으로 발생한 기관지의 확장

② 원인 : 세균, 독성물질에 노출

③ 증상 : 장기적인 기침, 각혈, 객담, 호흡곤란

④ 간호 : 원인 교정 및 제거, 분비물 제거를 통한 기도 유지, 약물요법 등

- **폐렴**

① 정의 : 실질적인 폐에 발생한 염증

② 원인 : 세균, 흡인성폐렴, 면역기능 저하, 장기간의 기관내관, 감기 등

③ 증상 : 빈맥, 기침, 흉통, 청색증, 호흡곤란, 빈호흡

④ 간호 : 휴식, 약물, 체위 배액, 습도 유지

- **무기폐**

① 정의 : 폐의 허탈로 인한 폐의 용적 상실

② 원인 : 장기적인 부동상태, 기침이 충분하지 않았을 때, 수술 후

③ 증상 : 빈호흡, 빈맥, 발열, 청색증, 호흡곤란

④ 간호 : 체위배액, 기침과 심호흡, 기관지경, 약물요법 등

- **기관지천식**

① 정의 : 염증 반응으로 호흡곤란이 나타나는 상태
② 원인 : 알레르기, 호흡기계 감염, 흡연, 환경오염, 스트레스 등
③ 증상 : 기침, 호흡곤란, 천명음, 분비물
④ 간호 : 유발요인 교정 및 제거, 약물요법, 수액공급, 체위배액, 정서적 안정 제공

〈수술 후 호흡기계 합병증〉
- 무기폐, 폐렴
- 혈전성정맥염

06 비뇨기계

1) 구조와 기능

- **비뇨기계의 구조**

① 신장 → 요관 → 방광 → 요도

- **비뇨기계의 기능**

① 신장 : 소변을 생성함
② 요관 : 신장에서 생성된 소변을 방광으로 이동시키는 경로
③ 방광 : 소변을 저장함
④ 요도 : 소변을 배출하는 역할

2) 비뇨기계의 대표적인 질환

- **신우신염**

① 정의 : 신장 부위에서 감염이 발생한 상태
② 원인 : 세균
③ 증상 : 발열, 복통, 오심
④ 간호 : 수분 섭취, 휴식과 안정 제공, 항생제 요법

- **방광염**

① 정의 : 방광 부위에서 감염이 발생한 상태
② 원인 : 세균
③ 증상 : 혈뇨, 긴박뇨, 빈뇨, 발열, 식욕부진 등

④ 간호 : 안정과 휴식, 수분 섭취, 좌욕 등

- **만성신부전**

① 정의 : 신장의 기능이 감소하는 상태

② 원인 : 질환(당뇨병성 신장질환, 고혈압, 사구체신염 등)

③ 증상 : 식욕부진, 구토, 허약감과 우울감

④ 간호 : 질환 조절과 관리, 약물요법, 식이요법, 투석, 신장이식 등

- **사구체신염**

① 정의 : 사구체(신장의 여과부위) 부위에서 염증이 발생한 상태

② 원인 : 질환, 상기도감염, 피부 감염 등

③ 증상 : 핍뇨, 혈뇨, 부종, 권태감과 우울감, 두통, 혈압상승 등

④ 간호 : 안정과 휴식, 수분 제한, 식이요법(저염, 저단백, 고탄수화물), 약물요법 등

〈비뇨기계와 관련된 증상 용어정의〉

- 요정체 : 만들어진 소변이 밖으로 배출되지 못하는 상황
- 빈뇨 : 소변보는 횟수가 잦은 상태
- 핍뇨 : 1일 소변량이 500cc 이하로 소변량이 적은 경우
- 무뇨 : 소변이 생성되지 않는 상태
- 요실금 : 배뇨 조절이 어려워 불수의적으로 소변이 나오는 상태

07 혈액계

1) 구조와 기능

- **혈액계의 구조**

① 적혈구 : 오목한 원반 모양으로 핵이 없으며 수명은 약 120일

② 백혈구 : 적혈구보다 크기가 크며 혈액 중 5천~1만 개가 정상치

③ 혈소판 : 색이 없으며 핵과 원반 모양으로 수명은 약 1주일

④ 혈장 : 단백질과 수분으로 구성되어 있으며 산소와 이산화탄소, 노폐물 등이 섞여 있음

- **혈액계의 기능**

① 적혈구 : 산소와 영양소 공급, 혈액의 색깔을 결정

② 백혈구 : 식균작용 및 항체형성

③ 혈소판 : 혈액 응고

2) 혈액계의 대표적인 질환

- **빈혈**

① 정의 : 혈액의 산소운반 기능이 감소하여 발생한 상태

② 원인 : 적혈구 부족, 혈색소 농도의 부족

③ 증상 : 피로, 창백, 빈맥, 어지러움, 무력감, 발열 등

④ 간호 : 수혈, 약물요법, 골수 이식 등

- **혈우병**

① 정의 : 응고인자 부족

② 원인 : 유전

③ 증상 : 출혈

④ 간호 : 출혈의 위험 소인 제거, 수혈

- **백혈병**

① 정의 : 백혈구에 암이 발생한 상태

② 원인 : 방사선 노출, 감염 등

③ 증상 : 창백, 발열, 피로, 체중감소, 백혈구 증가 등

④ 간호 : 역격리, 골수이식, 방사선요법 등

<수혈 즉시 중지의 상황>

- 발열이 확인될 때
- 비정상 범위의 바이탈사인이 측정될 때
- 알레르기나 두드러기 반응이 나타날 때
- 가슴 답답함과 불편함을 호소할 때

08 뇌혈관계

1) 구조와 기능

- **뇌혈관계의 구조**
  ① 내경동맥
    - 전뇌동맥
    - 중뇌동맥

  ② 추골동맥
    - 기저동맥
    - 후뇌동맥

- **뇌혈관계의 기능**
  ① 내경동맥
    - 전뇌동맥 : 전두엽과 두정엽에 혈액 공급
    - 중뇌동맥 : 전후엽, 두정엽, 측두엽에 혈액 공급

  ② 추골동맥
    - 기저동맥 : 뇌간에 혈액 공급
    - 후뇌동맥 : 소뇌, 측두엽, 후두엽, 와우기관과 전정기관에 혈액 공급

2) 뇌혈관계의 대표적인 질환

- **뇌졸중**
  ① 정의 : 뇌혈관이 좁아지거나 막힌 상태
  ② 원인 : 고혈압과 당뇨와 같은 질환, 가족력, 흡연, 콜레스테롤, 비만 등 뇌혈관의 순환장애
  ③ 증상 : 어둔한 발음, 시야 장애, 마비, 심한 두통
  ④ 간호 : 의식사정, 기도유지, 약물요법, 재활

- **뇌출혈**
  ① 정의 : 뇌혈관에 출혈이 발생한 상태
  ② 원인 : 고혈압(주된 원인), 외상, 혈관 기형, 출혈 관련 약물복용, 뇌종양
  ③ 증상 : 두통, 마비, 시야 장애, 행동장애
  ④ 간호 : 혈압조절, 수술

〈단계별 의식 수준에 따른 상태〉

- 명료(Alert) : 의식이 명료하게 깨어있는 상태, 정상인과 같음
- 기면(Drowsy) : 졸린 상태, 눈을 뜨나 곧 잠드는 상태
- 착란(Confusion) : 혼돈 상태, 지남력에 장애가 발생하는 상태 (장소, 시간, 사람)
- 혼미(Stupor) : 큰 자극에만 반응하는 상태
- 반혼수(Semicoma) : 큰 동통 자극에 작은 표정 변화, 알 수 없는 소리
- 혼수(Coma) : 전혀 반응이 없는 상태

09 피부계

1) 구조와 기능

● 피부계의 구조

① **표피** : 혈관과 신경이 없는 얇은 막

② **진피**

- 땀샘과 모낭이 있는 위치이며 피부의 생리적인 기능이 일어남
- 혈관과 신경이 분포된 곳으로 감각 작용이 일어남
- 부위별로 표피층의 두께보다 20~40배 더 두꺼움

③ **피하조직**

- 여자가 남자보다 더 많음
- 둔부와 복부 등

● 피부계의 기능

① 비타민 D합성

② 인체 내부를 보호하고 체온을 조절

③ 노폐물을 배설하고 분비

④ 외부 자극에 동통, 온도, 압력 등 수용

2) 피부계의 대표적인 질환

● 욕창

① **정의** : 압력에 의한 혈액순환 장애로 발생하는 질환

② **원인** : 압력

③ **증상** : 발적, 물집, 손상(궤양, 괴사)

④ 간호

- 압력의 원인 제거, 피부 위생, 충분한 영양 섭취, 공기침대와 물침대 제공

● **대상포진**

① 정의 : 수두 바이러스가 활성화되면서 발생하는 질환

② 원인 : 바이러스

③ 증상 : 동통, 수포, 압통, 발진 등

④ 간호 : 통증 감소, 약물치료, 합병증 예방 등

● **피부염**

① 정의 : 피부에 염증이 발생한 상태

② 원인 : 피부 자극 물질

③ 증상 : 발적, 소양증, 수포, 부종 등

④ 간호 : 약물요법, 자극 물질 제거, 서늘한 환경

성인간호학은 인체의 각 시스템별 질환과 질환의 원인, 증상, 간호중재로 구성되어 있으며 질환의 원인을 이해하고 이로 인해 발생하는 증상을 감소시키기 위한 이론적 근거에 기반한 간호가 핵심이다. 각 질환에 대한 이해도는 대상자에게 제공되는 간호의 질에 영향을 미치고 결국 대상자의 건강 상태를 좌우하므로 그 어떠한 과목보다 더 깊은 학습이 필요하다고 할 수 있다.

주로 출제되는 문제는 각 기관별 구조와 기능/질환의 정의/질환의 원인, 증상/증상에 대한 정의/간호중재(식이, 체위 등) 등이 출제되고 있다. 다른 과목에 비해 광범위하여 많은 수험생이 어렵게 생각하는 과목이기도 하지만 각 기관별로 차분히 정리하고 해당 문제를 반복적으로 풀다 보면 가장 심플하게 느껴질 수 있는 과목이니 포기하지 말 것.

example.

Q. 다음 중 호흡기계의 구조를 순서대로 나열한 것은?

Q. 다음 중 소화기계의 건강문제와 거리가 먼 것은?

Q. 적혈구의 기능을 잘 설명한 것은?

Q. 핍뇨의 기준을 설명하고 있는 것은?

Q. 골다공증의 원인이 아닌 것은 무엇인가?

03장 | 응급간호

01 응급간호

1) 개념

- **용어**

① 응급간호
  - 예측하지 못한 사고의 발생으로 환자에 대한 생명 구조가 필요한 상황
  - 담당의에게 인계될 때까지의 모든 간호

② **건강회복** : 최선의 간호로 삶의 질을 높일 수 있도록 회복시킴

③ **구명 활동** : 생명을 구하고 유지하기 위한 모든 활동

④ **응급처치** : 기도유지→ 지혈→ 쇼크 예방→ 상처 보호의 절차에 해당하는 모든 처치

⑤ **창상** : 외부의 자극으로 피부나 점막이 손상된 상태

⑥ **교상** : 물린 상처(사람, 동물, 곤충 등)

⑦ **화상** : 열이나 전기, 기타 화학적 물질에 의한 신체의 조직이 손실된 상태

⑧ **염좌** : 인대가 늘어나 뼈를 지지하는 데 어려운 상태

⑨ **강직** : 근육이나 특정 부위의 조직이 굳어 기능을 잃은 상태

- **응급간호 시 유의사항**

① 응급환자가 발생한 현장에서 일어나는 모든 일은 시간순에 따라 모두 기록되어야 함

② 수술이 예상될 경우 수액 라인 확보와 우선 금식 상태 유지

③ 쇼크 대상자는 하체를 상승시킴

④ 가장 먼저 확인할 것은 대상자의 기도 확보, 기도유지

⑤ 대상자의 안전이 최대한 보장되는 곳에 대상자를 둘 것

⑥ 척추 손상이 의심될 때 목과 척추를 똑바로 고정할 것

⑦ 무의식 환자의 경우 고개를 옆으로 하여 흡인을 예방할 것

⑧ 경련을 보이는 대상자의 경우 혀가 손상되지 않도록 하고 옷을 느슨하게 할 것

⑨ 골절 부위가 확인되면 고정할 것

⑩ 개방성 창상이 보일 경우 공기 색전증을 예방하기 위해 주의할 것

⑪ 밖으로 노출된 장기가 있을 경우 다시 넣지 않고 덮어줄 것

⑫ 박힌 물체를 제거하지 말고 움직이지 않도록 최대한 고정할 것

⑬ 동시에 응급환자가 다수 발생했을 경우 호흡→ 순환→ 쇼크를 우선순위로 할 것

2) 응급처치가 필요한 유형

- **창상**

① 정의 : 긁혀 손상된 상태로 긁힌 정도에 따라 응급의 정도가 다름

② 종류

• 찰과상

– 단순히 피부나 점막이 긁힘

– 긁힌 부위의 발적이나 소량의 출혈

• 절상

– 어떠한 기구에 긁혀 베인 상태

– 조직이 파괴되고 출혈

• 자상

– 어떠한 기구가 박힌 상태(못, 철사 등)

– 부종, 멍, 통증

• 관통상

– 신체의 특정 조직을 뚫고 통과하여 발생한 상처

– 조직 손상

• 열상

– 어떠한 기구에 의해 찢어진 상태

– 조직 손상 및 출혈

• 좌상

– 눌린 상태

– 통증, 부종, 멍

• 결출

– 봉합이 불가능한 상태로 절단과 유사하게 떨어져 나간 상태

– 찢겨 나간 상태로 심한 출혈과 통증

- **교상**

① 정의 : 물린 상처(동물이나 사람 및 곤충 등)

② 종류

• 사람에게 물린 교상

– 타액에 존재하는 다양한 미생물로 감염 우려

– 상처가 난 부위보다 넓은 면적 세척

- 상처가 난(물린) 부위의 세균검사 필요
- 항생제 투여, 파상풍 예방접종, 봉합은 하지 않음

• 뱀에게 물린 교상
- 독사인지의 구분은 물린 자국으로 구분할 수 있음 (윗니 두 개, 아랫니 말굽형)
- 동통, 부종, 피부색의 변화
- 쇼크를 의심할 수 있는 약한 맥박, 호흡곤란, 실신 등의 증상 관찰 필요
- 독소가 혈관으로 퍼지면 상태가 심각해짐

• 개에게 물린 교상
- 물린 부위의 즉각적인 살균제 소독
- 광견병 예방접종 실시

• 곤충에게 물린 교상
- 물린 부위의 침 제거
- 알레르기 반응 관찰 필요
  : 부종, 두드러기, 호흡곤란, 복통, 설사, 저혈압 등

● 화상

① **정의** : 열과 전기, 기타 화학물질에 의해 신체의 조직이 손상된 상태

② **종류**

• 1도 화상
- 화상의 범위는 표피이며 발적과 부종 및 동통이 발생함
- 간호 : 드레싱과 찬 것 적용

• 2도 화상
- 화상의 범위는 진피이며 수포와 진물 등 동통이 발생함
- 간호 : 수포를 제거하지 않으며 감염 예방에 전력함

• 3도 화상
- 화상의 범위는 심부조직이며 괴사 부위가 굳고 쇼크가 발생할 수 있음
- 간호 : 전문병원으로의 이송 시까지 쇼크 및 감염 예방에 최선을 다함

③ **화학물질에 의한 화상 시 유의사항**

• 찬물에 신속하게 물질을 세척함
• 병원 이동 시 물질의 용기를 가져감
• 물질이 눈에 침투하였을 경우 흐르는 물에 세척
• 물질이 옷에 침투하였을 경우 손으로 만지지 말고 가위로 자름

④ 화상의 특징

구분	특징
주요 증상	발적, 홍반, 수포, 부종
주요 합병증	수축, 기형, 감염
주요 사망원인	감염, 쇼크 –체표면적의 50% 이상의 화상 시 사망 가능성이 큼

동상

① 정의 : 피부의 각 조직층에 동결이 발생한 상태

② 종류

- 제1도 동상 : 일부의 부위에 발적이 일어남
- 제2도 동상 : 전층에 동결이 발생함
- 제3도 동상 : 전층과 피하층에 동결이 발생함(뼈와 근육까지 침범되어 파괴되는 경우)

③ 동상 간호 시 유의사항

- 동결이 발생한 부위에 마사지 등 압력을 주지 않음
- 동결이 발생한 부위의 옷은 느슨하게 함
- 동결이 발생한 부위는 심장보다 높게 위치하도록 함
- 동결로 인해 거동이 불편한 대상자는 들것을 이용
- 대상자를 따뜻한 환경에서 간호함
- 체온 상승은 급격히 보다 서서히 따뜻해지도록 함
- 충분한 영양 섭취가 필요함
- 술과 담배를 피하도록 함

염좌

① 정의 : 인대가 늘어나 뼈를 지지하는데 어려움

② 증상 : 부종, 동통, 기능 저하

③ 간호 : 찬 것 제공, 휴식, 손상 부위 상승

강직

① 정의 : 손상을 입은 근육과 조직이 굳은 상태

② 증상 : 뻣뻣함, 동통, 기능 저하

③ 간호 : 더운 것 제공, 안정 및 휴식

● **익수**

① 구조자의 처치 순서

- 기도유지→ 인공호흡→ 흉부 압박→ 젖은 옷 갈아입힘→ 병원이송
- 지속적인 보온으로 체온을 잃지 않게 함
- 흡인 예방을 위해 고개 옆으로 유지
- 병원이송 도중에도 필요 시 흉부 압박 시행함

● **출혈**

① 토혈

- 소화기계로부터의 출혈이며 구토물이 포함된 양상
- 오심과 구토를 동반

② 객혈

- 호흡기계로부터의 출혈이며 거품이 포함된 양상
- 기침을 동반

③ 비출혈

- 고혈압, 혈액질환, 외상 등 다양한 원인으로 발생
- 간호
  - 찬 것 제공으로 혈관을 수축시키도록 함
  - 비강으로 코를 풀지 않도록 함
  - 안정과 휴식 제공
  - 콧등을 가볍게 눌러 수 분간 지혈시킴
  - 계속되는 출혈인 경우 병원으로 이송

● **기도폐쇄**

① 정의 : 음식이나 어떤 물질이 호흡기계로 들어가 기도를 폐쇄함

② 증상

- 호흡곤란, 청색증, 기침, 의식상실 등

③ 기도개방 시 유의사항

- 구강 내 보이는 이물질은 손으로 제거함
- 무의식 대상자는 심폐소생술 실시함
- 의식이 있는 대상자는 하임리히법 실시함

● **쇼크**

① 정의 : 순환장애와 관련한 세포나 조직의 산소 부족 상태

② 구분

• 저혈량성 쇼크

– 혈액량의 부족으로 인한 쇼크

– 증상 : 차고 축축한 피부, 빈맥, 빈호흡, 저혈압, 창백 등

• 심인성 쇼크

– 심장의 기능 문제로 발생하는 쇼크

– 부정맥, 심근경색, 심장 수축 부전 등

• 분배성 쇼크

– 아타필라틱, 신경성, 패혈성으로 구분되는 쇼크

– 증상 : 호흡곤란, 지남력 장애, 서맥, 저혈압, 체온저하, 혼수 등

③ 쇼크 대상자에 대한 간호

• 트렌델렌버그씨 체위를 취함(상체가 하체보다 낮은 위치, 하지 상승)

• 활력징후의 수시 측정

• 보온을 위한 환경 조정(담요 등)

• 불안에 대한 정서적 지지 간호

• 출혈의 형태 사정(내출혈 등)

• 흡인 방지를 위해 구강 내 이물질 대상자의 고개는 옆으로 함

④ 응급처치의 구명 단계

단계	구분	내용
Ⅰ	기도유지	– 구강 내, 기도 내 이물질 제거 – 구토 시 고개 옆으로 함
Ⅱ	지혈	– 직접 압박 – 지압법 : 동맥 압박(하지 출혈 시 대퇴동맥 등) – 지혈대 : 출혈이 계속될 경우 지혈대 사용 : 순환장애 일으키지 않도록 지혈대는 20분마다 제거함 : 장시간 지혈대의 적용은 말초 부위 괴사의 발생 위험성 있음 : 지혈대는 출혈 부위 가까운 곳에 묶음
Ⅲ	쇼크 예방	– 하지를 상승시키는 체위 취함 – 휴식과 안정 – 체온유지를 위한 보온 – 구강 내 섭취 금함
Ⅳ	상처 보호	– 감염 예방을 위해 상처 부위 세척 – 직접 상처를 만지지 않도록 함 – 상처의 유형을 구분함

응급간호학은 매우 전문적인 파트로써 풍부한 지식뿐만 아니라 신속하고 정확하게 움직여야 하는 역량을 갖추도록 하는 내용으로 구성되어야 하는 특수 과목이라 할 수 있다. 앞으로 응급실을 희망하는 수험생이라면 지식적으로, 신체적으로뿐만 아니라 정신적인 스트레스 방어 기전 역시 건강해야 한다. 기초적이고 전반적인 응급간호에 관한 내용을 모두 담아야 하나 과목의 전문성과 지면의 한계로 간호조무사 국가고시에 초점을 두어 구성한 점 양해를 바란다.

주로 출제되는 문제는 일반적인 응급처치/열손상/화상/찰과상/쇼크/골절/기도폐쇄 등이 주로 출제되고 있다. 응급 현장에서 교과서처럼 움직일 수 있기까지는 숙련된 시간이 필요함과 더불어 불안과 두려움 속에 있는 대상자의 정서적 지지 또한 우선순위의 간호로 잊지 말아야 함을 당부드리고 싶다.

example.

Q. 응급처치의 구명 단계로 바르게 나열된 것은?

Q. 익수 대상자 구조 후 간호를 잘 설명한 것은?

Q. 비출혈 시 처치에 대한 설명으로 거리가 먼 것은?

04장 | 기초약리

01 약리의 기초

1) 약동학

- **약물의 특성**

① 흡수
- 약물의 작용 목적을 달성하기 위해 혈류에 도달하는 과정
- 약물이 투여한 부위에서 혈액으로 이동하는 과정
- 피부와 점막, 위장관, 호흡기의 막들을 통과하면서 흡수
- 약물의 흡수 정도가 빠른 경로
  - 정맥 → 근육 → 피하 → 경구
  - 호흡기계→ 점막→ 피부

② 분산
- 혈류에 도달한 약물이 신체의 특정 조직과 기관으로 이동하여 작용하는 과정

③ 대사
- 약물이 작용 목적을 달성하고 나머지를 배설하도록 전환하는 과정
- 간 대사 기능이 약한 대상자(노인, 아동 등)는 약물의 용량을 줄임
- 간 대사활동이 떨어져 있는 환자(간 질환 등)의 경우 약물의 용량을 줄임
- 대사성 효소가 부족한 질환이 있는 환자 경우 약물의 용량 조절 필요

④ 배설
- 대사된 약물이 신체 밖으로 배출되는 과정
- 주요 배설 경로는 신장이며 간, 소화기, 피부 등을 통해서도 배출됨

- **용어**

① **치료 효과** : 약물의 목적을 달성한 생리적 반응
② **부작용** : 약물이 가진 작용 중 필요하지 않은 작용
③ **내성** : 반복적인 특정 약물의 사용이 효과가 없어 그 용량을 증가시켜야 하는 현상
④ **축적작용** : 흡수에 비해 배설이나 해독에 시간이 걸리는 현상
⑤ **금단증상** : 지속적으로 사용하던 약물의 투약이 중지되었을 때 나타나는 부정적인 반응
혼돈, 무기력, 긴장과 경련, 불안과 불면증

⑥ 길항작용 : 두 가지의 약을 동시 투약하였을 때 각각의 효과가 감소하는 작용
⑦ 상승작용 : 두 가지 이상의 약을 동시에 투약하였을 때 각각의 효과보다 더 증가하는 작용
⑧ 상가작용 : 두 가지 이상의 약을 동시에 투여하였을 때 각각의 효과의 합과 같은 작용

● **약물용기와 용기표시**

① 밀봉용기 : 어떤 세균, 공기 등이 침입할 수 없는 용기
② 기밀용기 : 수분이 침입할 수 없도록 된 용기
③ 밀폐용기 : 고형 형태의 이물질이 침입할 수 없는 상태의 용기
④ 차광용기 : 빛의 투과가 불가능한 상태의 용기

〈용기표시〉

- 보통약 : 백색 바탕에 검은 테두리, 청색이나 검은색 글씨
- 극약 : 백색 바탕에 빨간 테두리, 빨간색으로 글씨
- 독약 : 검은색 바탕에 흰 테두리, 흰색으로 글씨

● **투약 지침**

① 투약 시 유의사항
- 연령이나 성별, 체중과 내성, 의존성 등 다양한 요인이 약의 작용에 영향을 준다는 점
- 보관방법에 따라 실온보관, 냉장보관을 구분해야 함
  : 냉장보관 약물로는 인슐린, 혈청, 백신이 대표적임
- 투약에 관한 확인 절차 적어도 3회
- 유통기한 꼭 확인하며 기한이 남아있더라도 침전물이나 변색이 보일 경우 사용하지 않음
- 약을 다른 약의 용기에 옮기지 않음

② 약물이 갖추어야 하는 원칙
- 선택성이 다양해야 함
- 경제적이어야 함
- 안전하여 인체에 무해해야 하면서도 효과성이 뛰어나야 함
- 발암의 성격이 없어야 함

● **약물 형태의 종류**

형태	특성
시럽	맛이 좋은 감미제로 약의 본래 맛을 감춘 액체
가루약	하나 이상의 약을 파우더로 만들어 혼합한 형태의 약
정제	분말의 약제가 단단한 모양으로 압축된 것
좌약	체강 내에 삽입되어 용해, 흡수되는 고형의 외용제

- **약물 용량**

용량	정의
치사량	죽음에 이를 수 있을 만큼의 최소량
내량	중독성을 일으킬 수 있는 최대량
상용량	통상적으로 처방되고 투약되는 보통 용량
한량	인체에 전혀 영향이 없는 최대량
최소유효량	인체에 영향을 주는 최소량
극량	인체에 영향을 주지 않고 투여 가능한 최대량

- **투약오류**

① 정의 : 대상자에게 해가 될 수 있는 약물을 투여하는 경우이나 예방 가능한 사건

② 원인

- 부적절한 방법과 빠르거나 느린 속도로 약물을 투여되는 경우
- 처방 시간에 맞추어 투여하지 않거나 다른 경로로 투여되는 경우
- 처방된 약물과 다른 약물이 투여되는 경우
- 처방된 약물보다 적거나 많은 양이 투여된 경우
- 처방의 불이행, 부정확한 의사소통(구두지시 상황, 인수인계)

③ 투약오류 예방법

- 정확한 약물(right medication)
- 정확한 대상자(right patient)
- 정확한 용량(right dose) + 환자에 대한 투약 교육
- 정확한 시간(right time)
- 정확한 경로(right route)

2) 약물의 종류

- **중추신경계**

① 진통제

- 모르핀
  - 통증 조절 효과
  - 오심, 구토, 변비, 호흡곤란의 부작용(투여 전 반드시 호흡수 측정)
- 코데인
  - 통증 조절 효과
  - 기침에 대한 진해 작용

– 오심, 구토, 변비, 호흡곤란의 부작용(투여 전 반드시 호흡수 측정)

- 데메롤
  - 통증 조절 효과
  - 오심, 구토, 호흡곤란의 부작용(투여 전 반드시 호흡수 측정)

〈비마약성 진통제〉

아세트아미토펜 : 진통과 해열 작용

아스피린 : 진통과 해열 작용 및 통풍, 류마티스 대상자

② 진정수면제

- 디아제팜
  - 불안 감소, 근육 이완, 항경련제
- 로라제팜
  - 불안 감소, 진정과 수면의 효과, 내시경 등 마취 전 투약
- 페노바비탈
  - 불안 감소, 항경련제, 간질 대상자에게 주로 사용

③ 마취제

- 국소마취제
  - 리도카인이 주로 많이 사용
  - 마취하고자 하는 부위의 부위를 지배하는 말초신경 말단에 투여됨
- 전신마취제
  - 케타민, 드로페리돌 등
  - 중추신경계 기능 억제를 통해 통증이 없는 상태로 유도
  - 정맥으로 투여되는 경우 마취 유도 빠름
- 흡입마취제
  - 아산화질소, 할로탄, 이소플루란 등
  - 폐(폐포)를 통해 흡입되며 배설이 빠르므로 투여량 조절이 용이함

● **소화기계**

① 제산제

- 쉽게 사용할 수 있는 비처방약
- aluminum hydroxide, magnesium hydroxide, sodium bicarbonate, calcium carbonate 등
- aluminum hydroxide : 변비를 유발, magnesium hydroxide : 설사를 유발

② 프로스타글란딘류

- 궤양의 예방에 사용
- 자궁 수축과 유산 등의 부작용으로 임산부는 주의
- 가장 흔한 부작용은 설사

③ 점막 보호제

- 점막의 상처 예방
- 염증을 감소
- 이미 발생한 궤양 치료에 효과적

④ 변비 치료제

- 삼투성, 자극성, 대변 연화제, 윤활성 완화제, 팽창성 완화제 등
- 작용 : 만성 변비의 예방과 치료, 연동운동 촉진, 변을 부드럽게 함
- 부작용 : 수분 정체로 장 팽만, 전해질 불균형, 체액분비 증가 등

⑤ 지사제

- 연동운동 감소
- 수분 분비 감소

● 순환기계

① 강심배당체

- 디곡신
  - 강심배당체
  - 디곡신 투여 전 반드시 맥박수를 측정함
  - 심방 부정맥, 심근 수축력을 강화함
  - 안정적인 맥박수 유도

② 항고혈압제

- 푸로세마이드
  - 이뇨제의 기전을 가진 약물이므로 수분과 전해질 균형 관찰 필요
  - 간부종과 울혈성 심부전

③ 항협심증제

- 니트로글리세린
  - 협심증에 주로 사용
  - 내성이 발생하기 쉬운 약물
  - 투여 경로 : 설하

④ 항부정맥제

- 리도카인 : 국소마취제이며 항부정맥약
- 니페디핀 : 고혈압과 협심증에 적용
- 프로프라놀롤 : 고혈압과 협심증 및 발작성 심방세동에 적용
- 베라파밀 : 고혈압과 부정맥 및 허혈성 심질환에 적용

항생제

① 페니실린

- 두드러기, 아나필락시스 등 발생 가능하여 투여 전 항생제 반응 검사(AST) 진행(피부 반응검사)
- 매독, 폐렴 등의 감염 질환에 적용
- 투약 후 발생하는 쇼크에 에피네프린 투약

② 반코마이신

- 다른 항생제에 내성을 보이는 세균에 적용함
- 아나필락시스의 부작용 관찰 필요(오심, 호흡곤란, 저혈압 등)
- 주입 속도가 빠르면 레드맨 증후군(Red man syndrome) 발생 위험

③ 클로람페니콜

- 광범위 항생제로 치명적인 감염증에만 사용
- 항생제의 장기간 사용 시 내성이 생길 수 있음
- 혈중의 일정한 농도를 유지하기 위해 정해진 시간에 투약
- 골수 억제 초래 위험

항결핵제

① 1차 결핵약과 부작용

- 에탐부톨 : 시야 장애
- 이소나이아지드 : 말초신경염
- 리팜피신 : 소변색의 변화(붉게 변함, 정상임)
- 피라진아마이드 : 간독성, 고산혈증
- 스트렙토마이신 : 어지러움, 제8뇌신경장애

② 2차 결핵약과 부작용

- 프로디나마이드 : 위장관장애
- 사이클로세린 : 정신병
- 파라아미노살리실산 : 소화장애
- 가나마이신 : 제8뇌신경장애

③ 결핵약 사용 유의사항

- 결핵약의 단독 사용은 균의 내성이 발생하여 병용해서 사용해야 함
- 1차 약물과 2차 약물을 구분하여 사용해야 함
- 결핵균이 1차 약물에 대한 저항성을 갖게 되었을 때 2차 약물을 사용해야 함
- 피라진아마이드는 2차 약물에서도 병행해서 사용해야 함

● 기타

① 아트로핀

- 타액과 위액 등 점액 분비물을 억제
- 수술 전 전처치로 투여되는 약물
- 서맥 및 심정지에서 응급약으로 사용

② 에피네프린

- 심정지, 기관지천식 등에 사용
- 교감신경 흥분

③ 리도카인

- 국소마취제이며 항부정맥제

④ 옥시토신

- 자궁 수축, 분만유도, 젖의 분비 촉진

⑤ 항히스타민제

- 드라마민, 페닐아민말레이트 등
- 히스타민의 작용에 길항하는 작용을 함

기초약리학은 최근 새로운 약물들의 계속된 개발과 신약 생산으로 많은 약리학의 기본 지침서들이 발간되고 있는 과목이며 본래 해부학, 생리학, 병리학 등 기초의학과 관련된 과목을 학습한 후 간호학을 공부하는 데 이해를 돕는 과목이다. 본 교재에서의 약리학은 크게 인체의 각 기관별로 사용되는 대표적인 약물의 종류, 투약경로 오류 예방을 위한 예방활동 사례 및 대책의 실효성에 대한 의문과 지적 등이 의료계의 이슈가 되는 사회적 현상에서 약물 투여 시의 오류 및 투약사고를 예방하기 위한 지침 등으로 구성되어 있다. 취업을 앞둔 수험생들은 현장에서 의사소통의 기본이 되는 약물 관련 약어들을 많이 알아 두면 좋겠다. 주로 출제되는 문제는 약물의 역동/용어 및 투약과 관련된 약어/투약지침/대표적 약물(아스피린, 모르핀, 리도카인, 디곡신 등)에 대한 문제가 주로 출제되고 있다.

example.

Q. 디곡신 투여 시 반드시 확인하여야 하는 대상자의 활력징후는?

Q. 다음 중 투약과 관련된 약어가 잘못 연결된 것은 무엇인가?

Q. 임상에서 주로 많이 사용되는 대표적인 국소마취제는 무엇인가?

05장 | 기초치과

01 구강 해부·생리

1) 해부

- **치아 조직**

① 법랑질
- 인체 조직에서 가장 단단한 조직
- 무색이며 치아의 맨 바깥을 구성함
- 저작 기능, 불소가 침착되는 부위

② 상아질
- 법랑질보다 단단함이 약함
- 충치 발생 시 쉽게 썩음
- 충격 완화(신경보호), 감각(통증)이 느껴지는 부위

③ 백악질
- 치아를 악골에 고정함, 치근의 표면, 뼈의 치밀골에 해당

④ 치수
- 신경 – 혈관 – 임파관으로 구분
- 치아에 영양 공급

⑤ 치은(잇몸)
- 잇몸뼈와 치아 보호

⑥ 치근
- 잇몸뼈 안에 위치한 치아

2) 생리

- **치아 발육 과정**

① 유치 : 생후 7~8주 형성, 2~3세에 유치 20개 완성

② 영구치 : 태생 후 20주 형성, 15~16세에 영구치 28개 완성

- **치아 기능**

– 미각, 발음, 연하, 소화, 심미기능, 저작

- **발치 후 유의사항**

① 금연과 금주를 교육한다.

② 양치질은 가볍게 하여 자극을 최소화한다.

③ 구강 내 솜은 한 시간 후 제거하여 출혈 여부를 확인한다.

④ 당일 목욕은 삼간다.

⑤ 통증 시 얼음찜질을 적용한다.

3) 치식

- **치식**

① 정의 : 해당 치아에 특정 이름과 번호를 붙이는 형식

② 치식

- 인터네셔널 시스템
  - 번호로 치아의 이름을 표기하는 방법
- 팔머시스템
  - 숫자와 알파벳으로 십자 모양에 해당 치아의 번호를 표기하는 방법
  - 영구치 치식

87654321	12345678
87654321	12345678

  - 유치 치식

EDCBA	ABCDE
EDCBA	ABCDE

02 치과 업무

1) 간호조무사의 치과 업무

- **기본업무**

① 의사의 진료 의자보다 간호조무사의 의자가 높음

② 환자의 구강 높이는 의사의 팔꿈치 높이와 동일

③ 기구들의 위치는 손이 닿을 수 있는 위치여야 함

④ 의사와 환자의 위치가 정해진 뒤 간호조무사의 위치를 정함

⑤ 타액은 솜과 거즈로 흡수시키거나 진공흡인기 이용

⑥ 무영등 조절을 위하여 환자의 머리 쪽에 위치함

⑦ 진료 시 기구 교환

- 사용 부위는 환자의 구강 내를 향하도록 함
- 진료에 방해되지 않도록 무균적으로 교환하고 전달함

⑧ 사용한 모든 기구의 소독

● 소독업무

① 치과 기구의 소독

- 아포를 제외한 모든 미생물을 완전히 파괴함

② 치과 기구의 멸균

- 아포를 포함한 전체 모든 미생물을 완전히 파괴함
  - 비드 멸균법 : 200~280℃의 온도에 멸균, 신경치료 기구에 적합
  - 고압 증기 멸균 : 120℃의 고온에서 멸균하며 가장 많이 사용되는 멸균법
  - 불꽃 소독 : 치과에서 사용되는 유일한 소독법

기초치과. 간호조무사 자격증 취득 후 다양한 분야로의 취업이 이루어지지만, 그중에서도 치과로의 취업 비중은 꽤 높은 편이며 그 역할 또한 다양하다. 본 교재가 작은 도움이 되길 바라며 치아에 대한 해부와 생리, 치과 진료에 대한 기구와 간호조무사의 주요 역할에 관한 내용으로 구성하였다. 주로 출제되는 문제는 치아 조직의 구조와 기능/간호조무사의 역할/치과 기구 등에 대한 문제가 주로 출제되고 있다.

example.

Q. 치아 조직에 대한 설명으로 옳은 것은?

Q. 다음 중 치과에서 근무하는 간호조무사의 역할과 거리가 먼 것은?

Q. 치과 기구의 소독과 멸균에 대한 설명으로 거리가 먼 것은?

06 장 기초한방

01 투약과 침

1) 투약

● **복약간호**

① 따뜻하게 탕제를 제공하여 복약하도록 함

② 1일 3회는 일반적 복약 횟수임

③ 부작용 관찰 시 용량 조절 필요

• 제형 종류에 따른 특성

제형 종류	특성
정제	알약의 형태를 가지고 있음
탕제	물을 넣고 가열한 형태
고제	수차례의 달이기를 통해 진하게 농축된 형태
좌제	질, 항문 등 체강 내로 삽입되는 형태
환제	환약
산제	파우더의 형태

2) 침법

● **침 시술 후 유의사항**

① 발침 후에도 남아있는 침이 있는지 주의 깊게 살핀다.

② 발침 전, 후 개수를 정확히 카운트 한다.

③ 발침 부위의 발적과 출혈을 관찰하여 가볍게 눌러준다.

④ 발침에 사용한 소독솜은 의료폐기물로 처리하고, 침은 손상성폐기물로 처리한다.

⑤ 발침 시 힘을 가하지 않으며 대상자를 관찰하면서 발침하도록 한다.

● **침 시술의 금기 대상자**

① 화상환자

② 심질환자

③ 출혈 관련 질환자

④ 암환자

02 한방물리법

1) 추나요법

- **추나요법**

① 정의 : 의료인의 손이나 신체의 한 부분을 이용하여 대상자의 특정 부위에 자극을 가해 구조적으로 기능적으로 장애를 지난 곳을 치료하는 한방 수기요법

② 효과
- 관절의 균형을 회복
- 통증을 감소시킴
- 근육 이완

③ 금기 대상자
- 수술 후 감염이나 출혈의 위험이 우려되는 대상자
- 항응고제 복약 중인 대상자
- 심한 관절의 질환이 있는 자

④ 추나요법 시 유의사항
- 식사 전후에 시행하지 않는다.
- 추나요법 시행 후 보온을 유지한다.
- 휴식과 안정이 제공되어야 한다.
- 부작용이 관찰되면 바로 시술을 중단한다.

2) 부황요법

- **부황요법**

① 정의 : 비정상적 체액을 피부에 음압을 적용하여 제거하고 정화하는 요법

② 효과
- 혈액순환 증진
- 근육 이완과 피로회복

③ 금기 대상자
- 임산부
- 출혈 관련 질환이 있는 대상자
- 빈혈 증상을 가진 대상자
- 피부의 건강 상태가 건강하지 못한 대상자

④ 부황요법 시 유의사항

- 부황 적용 시간을 길게 잡지 않는다.(보통 3~5분)
- 식사 후에 실시하지 않는다.
- 많은 양의 체액을 빼지 않는다.
- 부황의 개수는 10개 이하로 한다.

기초한방. 한의원은 의료법에서 명시하는 의료기관으로 간호조무사 자격증 취득자의 채용 비중이 가장 높은 의료기관이라고 할 수 있다. 다음의 사항들은 참고.

– 나이가 많은 간호조무사의 경우 취업에 더욱 유리하다는 점

– 급성기 질환 대상자를 보기는 어려운 분야라는 점

– 최근에는 많은 한의원이 비만 및 미용 등을 접목한 진료를 하기도 한다는 점

본 교재는 국가고시 합격을 목적으로 한 최소한의 내용으로 구성되어 있으므로 추후 취업기관의 트렌드에 따른 지속적인 자기 계발로 경쟁력을 갖추길 바란다. 주로 출제되는 문제는 복약간호/침 시술 후 유의사항/부황요법 금기 등에 대한 문제들이 매회 1~2문제 출제되고 있다.

example.

Q. 다음의 대상자 중 부황요법과 거리가 먼 대상자는?

Q. 다음 중 발침 후의 간호로 거리가 먼 것은?

07 장 | 모성간호

01 태아의 발달과 성숙

1) 태아

- **태아 발달의 3단계**

  ① 배아전기 : 배란일(또는 수정일)로부터 첫 2주간

  ② 배아기 : 수정 2주 이후(배란 후 약 3주)부터 8주까지
  - 기형 발생은 수정 후 20일부터 55일 사이에 발생
  - 수정 후 20일 이전 : 착상 전기로 문제가 생길 경우 유산되거나 아니면 정상적으로 회복

  ③ 태아기 : 수정일을 기준으로 대략 8주 이후에서 시작하여 출생까지
  - 수정 후 55일 이후 : 태아기(fetal period)로 성장과 발육에 장애를 가질 수 있는 시기

- **생식세포의 성숙**

  ① 난자
  - 임신 3개월 초의 태아에서 생식세포가 발달하기 시작
  - 난소에서 생성되는 난자의 생존 기간은 12~24시간

  ② 정자
  - 고환에서 생성되는 정자의 생존 기간은 48~72시간
  - 난자와 마찬가지로 정자도 각각 23개의 염색체를 가지고 있음
  - 태아의 성을 결정하는 것은 정자의 성염색체임

  ③ 배란
  - 난소에서 성숙한 난자가 배출되는 현상으로 월경 전 12~16일을 배란일로 봄

  ④ 월경
  - 자궁점막이 탈락하면서 출혈과 함께 질을 통해 배출되는 현상

  ⑤ 수정
  - 정자와 하나의 난자가 융합하는 과정
  - 나팔관의 바깥쪽 1/3 부분인 팽대부에서 주로 일어남
  - 수정에 중요한 시기는 배란 전 48시간, 배란 후 24시간을 합한 72시간

2) 태아의 주변 조직

- **태반**

① 태아와 모체의 자궁벽을 연결

② 태반은 14~16주 완성

③ 태반의 내분비기능

- 융모생식샘자극호르몬
- 태반락토겐
- 에스트로겐
- 프로게스테론
- 릴락신(relaxin)

- **탯줄**

① 태아와 태반을 연결하는 줄

② 태반의 태아 면에서 태아의 배꼽까지 뻗쳐 있음

③ 태반으로부터 산소와 영양분을 태아에게 공급

④ 태아의 노폐물을 태반으로 배설시킴

⑤ 제대동맥 2개와 제대정맥 1개가 있음

⑥ 제대정맥에 의해 산소가 풍부한 혈액이 태아에게 공급

⑦ 제대동맥에 의해 탄산가스가 많은 혈액이 태반으로 돌아옴

- **양수**

① 무색투명하거나 노르스름한 액체의 형태

② 임신 초기에는 모체 혈청에서, 임신이 진행되면서 태아 소변에서 생성

③ 분만 시 자궁경관의 개대를 도움

④ 양수 천자로 태아의 질병 상태 유무와 기형 여부를 확인할 수 있음

⑤ 98%가 물, 2%의 유기물로 구성

⑥ 그 외 백혈구, 여러 가지 효소, 솜털(lanugo), 태아의 소변 등이 포함되어 있음

- **난막**

① 태아와 주변 조직을 둘러싸고 있는 막

02 임신 시 신체계통의 변화

1) 생식기계의 변화

- **자궁**

① 자궁으로의 혈액량이 증가함

② **자궁저부 높이** : 임신 36주에 가장 높아 검상돌기 부위에 위치

③ **자궁의 무게** : 비임신 시 약 50g, 임신 말기 1,000g 이상으로 증가

④ **자궁의 길이** : 비임신 시 6.5cm, 임신 말기 32cm

- **자궁경부**

① 혈관증가, 부드러워지고 색이 변화

② 끈적한 점액이 가득 찬 벌집 모양으로 감염을 예방하면서 임신 유지

- **질**

① 경관점액의 변화로 질 분비물의 양이 증가

② 혈관이 증가, 푸르스름한 보라색으로 변화 : 채드윅 징후(Chadwick's sign)

③ 영양분 증가로 감염 및 백대하 증가

- **난소**

배란 중단

2) 유방의 변화

- **유방**

① 에스트로겐과 프로게스테론의 영향으로 유선에 변화

② 유두가 더 돌출되고 유륜의 몽고메리 결절(Montgomery tubercles)이 비대해짐

③ 유륜의 착색(pigmentation)이 나타남

④ 노란색의 초유(colostrum) : 임신 12주

⑤ 초유 : 출산 후 첫 며칠 동안 나오다 성숙 모유로 전환

3) 심혈관계의 변화

- **혈액량**

① 임신 초부터 증가, 임신 25~30주에 임신 전보다 30~50%까지 증가

② 자궁과 신장으로 가는 혈류량은 증가하는 반면, 간과 뇌로 가는 혈류량은 일정

③ 임부의 체위 변경 시 심박출량은 약 1,100mL(22%) 증가

- **혈압**

① 임신 20주 이후 지속적인 혈압 상승은 임신성 고혈압을 의심할 수 있음
② 하지 정맥압의 상승은 정맥류를 의심할 수 있음

4) 호흡기계의 변화

- **호흡기계의 변화**

① **횡격막** : 비대해진 자궁의 압박을 받아 호흡곤란 발생
② **산소소모량** : 태아와 태반의 산소 소모량과 증가한 임부의 요구량을 충족시키기 위한 산소소모량이 약 15~20% 정도 증가
③ **폐활량(vital capacity)** : 증가

5) 소화기계의 변화

- **소화기계의 변화**

① 임신 초기 : 입덧이라고 불리는 구토와 메스꺼움의 증상
② 잇몸이 쉽게 출혈이 됨, 임신 3개월 즈음에 나타남, 출산 후 대부분 없어짐
③ 임신 후기 : 장은 후방 측위로, 위는 위쪽으로 이동하고, 위 내용물이 역류하면 가슴앓이(heartburn) 증상 나타남
④ 장운동의 저하로 변비 발생

6) 비뇨기계의 변화

- **비뇨기계의 변화**

① 증대된 자궁이 방광을 압박해 빈뇨 발생
② 우측으로 치우친 자궁에 의해 우측의 신장과 요관의 팽대로 요관이 늘어나고 꼬일 수 있음
③ 요관 내 소변 정체로 비뇨기계 감염 위험 증가

7) 피부계의 변화

① 뺨, 이마, 코 등의 얼굴 부위에 기미로 불리는 갈색반
② 복부, 유방, 대퇴부에 임신선
③ 출산 후 탈모가 진행, 6~12개월 이내에 다시 나게 됨
④ 땀샘과 피지샘의 활동 증가
⑤ 심한 발한, 야간 발한, 여드름 등

8) 근골격계의 변화

- **근골격계의 변화**

① 복부 증대에 따라 척추 만곡이 두드러짐

② 복직근의 이개

③ 잇몸 비대

9) 중추신경계의 변화

- **중추신경계의 변화**

① 주의력과 집중력 감소, 기억력 감소

② 수면장애

③ 어지러움

10) 대사의 변화

- **체중**

① 11.5~16kg 정도의 증가가 통상적임

② 자궁과 부속물의 증대, 유방의 증대, 혈액량 증가로 체중이 증가함

- **수분정체**

① 나트륨과 수분 축적으로 부종 발생 가능

② 태아, 태반 및 양수를 구성하는 데 필요하며, 모체의 혈액량과 간질액 증가, 신체기관의 증대

③ 인슐린의 기능 저하로 당뇨 발생 우려

④ 지방축적

11) 내분비계의 변화

- **태반**

① 임신 유지를 위한 중요한 호르몬을 분비함

② 수유를 위한 유방분지 : 태반락토겐

③ HCG를 분비하여 황체의 수명 지속

- **췌장**

① 인슐린 분비는 임신 중기에 증가

- **갑상선**

① 갑상선의 비대가 있어 부갑상선 기능항진증 나타날 수 있음

02 임신 진단

1) 징후

- **추정적 징후**

① 태동 : 임신 16~20주

② 복부 증대

③ 태아의 윤곽 촉진

④ HCG 검사 결과 양성 판독

- **확정적 징후**

① 태아심음 청취

② 태동 : 의료인에 의한 태아의 움직임

③ 초음파 진단 결과 태아 확인

2) 분만예정일 계산법

- **네겔 법칙(Nagele's rule)**

월(月) : 최종 월경 월에 +9 또는 -3
일(日) : 최종 월경 첫 일에 +7
분만예정일 : 최종 월경 첫 일에 +280일(약 40주)

03 산전관리

1) 산전관리의 목적

- **임부를 위한 산전 관리의 목적**

① 임신부터 분만 이후까지 임부의 자가 간호를 증진하고 건강 유지

② 모성 사망률과 이환율, 태아 사망 등 임신 소모 감소

③ 부모가 되기 위한 준비

- **태아를 위한 산전 관리의 목적**

① 태아의 안녕을 유지하고 건강증진

② 선천성 기형 및 사망 감소

③ 신경 발달장애 및 기타 질병이환율 감소

④ 정상적인 성장발달과 건강관리 증진
⑤ 예방 가능한 질환 및 출생 후 입원 치료의 가능성 감소

2) 산전관리의 내용

● 건강력

① 인구학적 정보
② 산과력
③ 현 임신력 : 분만예정일 추정(마지막 월경 첫날을 알아야 함), 합병증 사정 등
④ 생식기 병력
⑤ 과거병력
⑥ 가족력

● 신체검진

① 자궁저부 높이
- 자궁의 크기 사정하는 지표
- 치골결합 상부에서 복부 중앙선을 따라 복부의 모양대로 둥글게 하여 측정(McDonald's method)

② 복위
③ 레오폴드 복부 촉진법
④ 질 검사
⑤ 골반 검사 : 질경검사, 양손 진찰법

● 일반검사

① 소변검사 : 포도당, 단백뇨 등
② 혈액검사 : ABO 부적합증, Rh 부적합증
③ 질 분비물 검사 : 자궁경부세포진 도말검사, 분비물검사
④ X-ray(임신 3개월 내는 촬영 금지)
⑤ 혈압, 체중, 소변검사, 복부 청진은 수시 측정

● 태아사정

① 태동
② 태아심음 청취
- 임신의 확정적 징후, 태아의 위치 파악 및 다태 확인
- 임신 20~28주 : 배꼽 바로 아래에서 들림

③ 초음파

- **임신 중 위험증상**

위험증상	원인
질 출혈	태반의 조기박리 전치태반
하복부 동통	조기진통 태반의 조기박리
오한과 열	감염
계속적인 구토	임신오조증(입덧)
질로부터의 갑작스러운 액체 배출	조기 양막파열
어지러움, 시력장애	고혈압, 전자간증
손과 얼굴 등 다리의 부종	전자간증
태아의 부동	모체 감염, 비만, 태아 사망
핍뇨	수분 섭취 부족, 신부전증

3) 임산부의 건강증진

- **휴식과 수면**

① 매일 밤 충분한 수면과 오전과 오후에 휴식과 낮잠 필요

② 휴식 시에는 다리를 높이거나 근육을 이완시키고 편한 휴식 권장

- **자세와 운동**

① 서기

② 앉은 자세

③ 눕는 자세와 일어날 때

④ 물건을 들 때

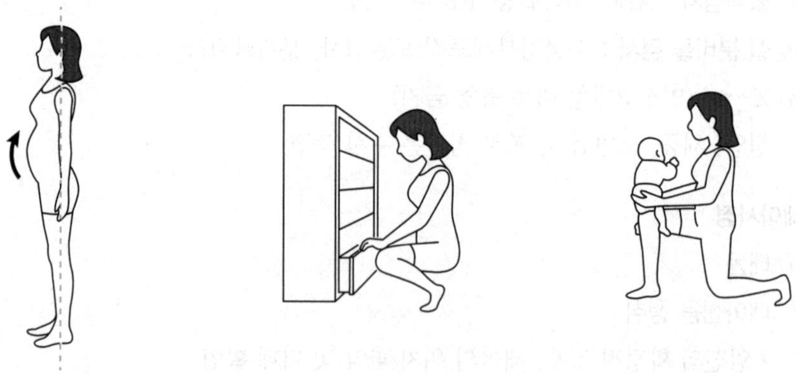

Ⓐ 서기 Ⓑ 굽히기 Ⓒ 들어 올리기

⑤ 운동

- 골반 흔들기
- 팔을 흔들면서 몸통 돌리기
- 촛불 끄기식의 호흡
- 어깨 돌리기
- 흉곽 들어 올리기
- 종아리 펴기 운동
- 다리 곧게 들기

● **균형 잡힌 영양**

영양 공급의 부족은 임부의 질병 발생뿐만 아니라 성장지연, 선천성 기형, 유산, 조산, 사산 등을 유발할 수 있다.

① 고단백, 저지방 식이

② 신선한 채소와 과일, 수분 섭취 권장

③ 나트륨 제한

④ 무기질 : 칼슘, 인, 철분, 염분, 아연, 요오드

● **흡연과 음주**

① 흡연

- 니코틴은 흡연 시에 즉각 폐로 흡수
- 흡연 시 니코틴은 혈관수축, 산소결합 능력의 감소 위험
- 흡연이 모체와 태아에 미치는 부정적 영향

모체에 미치는 영향	태아에 미치는 영향
니코틴중독 혈관수축 산소 결합능력 저하 무기질 등 대사 방해 태반 기능부전 카테콜라민 증가	저체중 사산 태아돌연사망증후군 선천적 기형 알레르기

② 음주

- 성장결핍과 발달지연, 정신박약, 소뇌증, 미세운동 기능부전, 얼굴 기형 등

모체에 미치는 영향	태아에 미치는 영향
알코올 중독 자연유산 단백질대사 방해 내반 조기 박리	저체중아 세포성장 방해 비특이성 기형 태아알코올증후군

- 임부에게 태아알코올증후군에 대한 교육 및 홍보

4) 임신 불편감 및 완화요법

- **임신 1기**

① 오심, 구토

- 소량씩 수시로 자주 섭취
- 심리적 안정 필요
- 공복과 과식은 피함
- 아침 기상 전 마른 탄수화물이나 따뜻한 차 섭취

② 비뇨

- 골반저근 운동 시행
- 케겔 운동

③ 타액과다

- 구강 위생

④ 유방 변화

- 따뜻한 물로 씻음
- 임산부용 브래지어 착용

⑤ 코막힘

- 생리식염수로 세척
- 가습기 적용

- **임신 2기**

① 체위성 저혈압

- 반좌위와 측와위가 도움

② 변비

- 충분한 수분 섭취
- 규칙적인 운동과 배변 습관
- 섬유질 식이 섭취

③ 정맥류

- 탄력 스타킹 착용
- 하지 상승
- 다리를 꼬는 자세 피함
- 자주 걷도록 하고 발에 맞는 신발 착용
- 장시간 서거나 앉아 있는 자세 피함

● **임신 3기**

① 불면증

- 의식적 이완을 습관화하도록 함
- 마사지와 온수목욕을 함

② 발 부종

- 하루 2~3회 하지 상승시킨 자세로 휴식
- 골고루 정상적인 양의 영양 섭취
- 오래 서 있는 자세 피함
- 이뇨제 사용은 금함

③ 하지 경련

- 규칙적인 운동과 취침 전 따뜻한 물로 목욕
- 경련 발생 부위의 근육을 신장시킴
- 국소적인 열 찜질 적용

④ 빈뇨와 요절박감

- 골반저근 운동 권장
- 회음패드 적용과 취침 전 수분섭취 제한

⑤ 정서적 반응

- 가족과 배우자의 지지가 필요
- 종교나 모임 등 지지체계 이용

04 출혈성 합병증

1) 임신 전반기

● **유산**

① 원인

- 결함을 가진 배아
- 모체의 원인 : 임부의 나이, 산과력, 만성감염, 자궁경관 무력증, 생식기계 이상, 영양 결핍 등

② 종류

- 절박유산
  - 임신 초기 점상출혈과 질 분비물 있음
  - 닫힌 경관
- 불가피유산
  - 통증이 매우 심하며 출혈
  - 안정요법이나 특별 조치로 임신 지속 어려움
  - 장궁경관 개대
- 습관성유산
  - 정산분만 과거력 없이 3회 이상의 자연유산이 반복되는 경우
- 계류유산
  - 출혈 : 가장 중요한 임상 증상
- 완전유산
  - 자궁 내 모든 임신 조직이 완전히 탈락하는 것
- 불완전유산
  - 자궁 내 태반이나 난막 등은 남아있는 경우
  - 감염에 특별히 주의해야 함

③ 진단

- 소변 : 임신반응검사가 음성인 경우 유산의 특징적 소견
- 혈액 : 빈혈이 있으며(Hb 10.5mg/dℓ 이하), 불완전유산이나 계류유산인 경우 패혈증으로 발전
- 체온 38℃ 이상
- 백혈구 12,000/㎣ 이상, 적혈구침강속도(ESR)의 증가
- 초음파검사 : 재태낭 확인

● **경관 무력증**

① 원인

- 외상성 : 과거 분만 시 받은 경관열상이나 소파술, 원추조직절제술 등 경관 손상
- 선천성 : 자궁경부의 비정상적 발육, 자궁의 기형

② 증상

- 무통성 자궁경관개대
- 자궁경관의 기형
- 외상이나 선천성으로 발생한 경관의 상처

③ 치료

- 경관의 개대와 이완을 예방하기 위한 수술법
  - 쉬로드카술
  - 맥도날드술
    : 자궁경부 모퉁이 네 곳을 돌려 묶는다.
    : 네 군데에서 봉합사의 일부가 질내로 노출된다.
    : 만삭이 가깝거나 조기 진통 시 풀어야 한다.
  - 변형 쉬로드카술
    : 전방은 쉬로드카술, 후방은 맥도날드술로 봉합한다.

● **자궁외임신**

① 정의

- 수정란이 자궁강 외의 다른 부위에 착상하는 것
- 착상 부위 : 대부분 난관임신(99%)으로 난관의 팽대부(80%)가 가장 흔함
- 그 외 착상 부위 : 복강, 난소, 경관 등

② 원인

- 좁아진 난관, 난관점막의 수정란에 대한 수용력 향상

③ 증상

- 골반 부위의 압통, 비정상적인 질 출혈
- 심한 하복부 통증
- 어지러움
- 목과 어깨의 통증
- 복강 내 출혈
- 제와부 주위에 점상출혈(Cullen's sign)
- 혈색소와 혈소판 수치는 저하

- 미열과 백혈구 상승
- 저혈압, 빠르고 약한 맥박, 빈호흡 등
- 저혈량 쇼크

● **포상기태**

① 정의

- 융모막 융모가 수포성 변성을 일으켜 작은 낭포를 형성하는 영양막 질환
- 포도송이 모양의 수포들이 형성됨
- 융모상피암으로 발전할 가능성 있음

② 증상

- 계속적인 질 출현은 포상기태의 가장 흔한 증상
- 심한 입덧
- 임신 20주 이후 고혈압 증상
- 자궁이 과도하게 비대해짐
- 자궁파열과 복부 경련

③ 치료

- 피임
- 소파술 및 자궁적출술

2) 임신 후반기

● **전치태반**

① 정의

- 자궁경부의 전체 또는 부분을 태반이 덮고 있는 것

② 원인

- 자궁 수술 후 수술 부위에 잘 발생
- 다임부나 노산의 임부에게 발생

③ 증상

- 무통성 질 출혈

④ 치료

- 제왕절개
- 내진 주의
- 절대안정
- 출혈 양상을 관찰하고 태아의 생존을 유지

- **태반조기박리**

① 정의

- 태반의 일부 또는 전체가 태아 만출 이전에 자궁에서 분리되어 박탈되는 것

② 원인

- 자궁의 기형이나 종양
- 자궁의 크기가 급격히 줄어들 때
- 자간증, 자간전증 임부에게 주로 발생

③ 증상

- 출혈이 경관으로 배출(외출혈)
- 출혈이 태반과 자궁벽에 고임(은닉 출혈)
- 자궁 압통
- 저혈량 쇼크
- 계속적인 심한 복통

④ 치료

- 수액과 수혈
- 트렌델렌버그 체위 유지
- 제왕절개술, 침상 안정, 산소공급
- 정체도뇨관 삽입

05 분만

1) 정상분만

- **분만의 단계**

① 분만 1기(개대기) : 규칙적인 자궁수축 시작~자궁경부의 완전 개대

- 경부소실 : 자궁경부가 점차 짧아지면서 얇아지는 과정
- 경부개대 : 자궁경부가 증대, 확장되어 아기가 통과할 정도로 넓게 열리는 과정
- 진통 시 태포(bag of water) 형성
- 스트레스, 통증 또는 분만 합병증 등에 대한 반응으로 카테콜라민 수준 증가

② 분만 2기(태아 만출기)

- 자궁경부의 완전 개대~태아 만출
- 팽륜

– 회음부가 불룩, 음순은 전상방으로 벌어지면서 산도 형성

• 배림
  – 자궁 수축 시 양 대음순 사이로 아두가 보임
  – 수축이 멈추면 보이지 않음

• 발로
  – 발로 후 복압을 멈추고 이완하도록 함
  – 자궁수축이 없어도 태아의 머리가 양 대음순 사이로 노출된 상태
  – 회음 절개술이 실시됨

③ 분만 3기(태반 만출기)
• 태반 박리기 : 태아 만출 직후 양수가 흘러나오고 출혈
• 태반은 박리된 후 대부분 10분 이내에 만출
• 산모의 힘주기(bearing down) : 태반 만출에 도움

④ 분만 4기(회복기)
• 태반 만출 후 1~4시간까지
• 모체의 생리적 재적응이 시작되는 시기

● 분만기전

① 진입
• 선진부의 가장 큰 횡경선이 골반 입구에 들어서는 것

② 하강
• 태아가 골반 입구를 지나 골반 출구를 향하여 내려가는 모든 과정

③ 굴곡
• 골반의 연조직과 골반저의 근육구조, 자궁경부의 저항을 받아 굴곡이 일어남
• 태아는 몸을 구부림으로써 아두의 가장 짧은 전후경선으로 골반 통과

④ 내회전
• 골반강에서 회전하는 것

⑤ 신전
• 골반저의 저항과 질구를 향한 기계적인 움직임에 의하여 아두가 신전
• 질 밖으로 후두, 이마, 얼굴 순으로 배출

⑥ 원상회전
• 아두가 만출된 후 태아의 머리는 골반 내에서 내회전되기 이전의 방향으로 회전함
• 아두의 원래 위치로 복구

⑦ 외회전

- 태아 어깨의 횡경선을 골반 출구의 전후경선에 맞추기 위하여 회전이 이루어짐

⑧ 만출

- 골반 전방에 위치한 태아의 어깨가 만출
- 태아의 어깨가 빠져나온 후 나머지 부분 신속하게 만출

2) 고위험분만

- **고위험 분만의 종류**

① 난산

- 정의
  - 분만 시간이 길어지고 모체와 태아에게 다양한 장애가 발생하는 일
- 원인
  - 만출력 이상 : 모체의 탈진이나 마취로 스스로 복압을 증가시킬 수 없음
  - 태아 이상 : 후방후두위, 둔위, 안면위 등 태아의 비정상적 자세
  - 거대아 : 몸무게 4,500g 이상
  - 산도 이상 : 골반 이상, 연한 조직 이상
  - 산부의 심리 이상; 공포와 불안감은 분만 시간을 길게 함, 스트레스 등

② 조산

- 정의
  - 임신 20~37주 사이에 진통, 신생아 사망의 약 75% 차지
- 원인
  - 조기파막 후 발생
  - 명확하지는 않음

③ 양수 이상증

- 정의
  - 정상 양수량보다 과다한 경우로 약 2,000cc 이상의 양수
- 원인
  - 다태임신, 태아적아구증, 당뇨병 등의 경우에 발생 가능
  - 침상 안정과 저염식이 등 필요

④ 과숙아

- 정의
  - 임신이 42주 이상 지연되는 경우

• 원인

– 초임부

– 비만 여성이나 고령임신

– 과숙임신 경험 여성

⑤ 제왕절개

• 정의

– 산모의 복부 절개를 통한 자궁 절개를 거쳐 태아를 분만하는 분만법

⑥ 겸자분만

• 정의

– 자연 분만이 지연될 시 겸자를 통해 태아의 머리를 잡아 진행하는 분만법

– 만출 기능이 저하되었을 때 흡인기를 이용하여 태아의 만출을 돕는 분만법(흡인만출법)

⑦ 응급분만

• 정의

– 두정위인 태아를 응급으로 분만하는 경우

06 임신과 관련된 질환

1) 임신성 고혈압

● **원인**

① 전자간증의 과거력이 있는 여성

② 첫 임신, 35세 이상, 사산 과거력, 다태임신, 당뇨, 전자간증 과거력을 가진 여성

③ 위험요인

• 미산부

• 20세 이하 혹은 35세 이상

• 비만

• 영양결핍

• 만성 고혈압

• 임신성 고혈압 기왕력

• 당뇨, 신장질환

- **증상**

① 전자간증 : 임신 20주 후 혈압상승과 단백뇨가 발생하는 상태

② 자간증 : 발작과 경련을 동반

2) 임신성 당뇨병

- **원인**

① 부족해진 인슐린의 분비로 탄수화물, 단백질, 지방대사에 발생하는 이상

- 임신 전 당뇨병 : 임신 전~분만 후까지 지속되는 증상
- 임신성 당뇨병 : 임신 중반기, 말기 당 대사장애로 인해 태아에게 손상

- **태아와 신생아에게 미치는 영향**

① 거구증

② 호흡장애 증후군

③ 선천성 기형

④ 저혈당증

⑤ 저칼슘혈증

3) 임신 오조증

- **원인**

① hCG의 작용

② 위장관의 전위, 뇌하수체전엽과 부신피질의 기능 저하

③ 헬리코박터 파일로리균의 감염

④ 정서적 요소들

- **치료**

① 경증 : 식이조절

② 중등증 : 경구 또는 비경구적 약물요법

③ 중증 : 수액요법 등 입원치료 필요

→ 보통일 경우 : 충분한 수분공급과 전해질 균형으로 교정됨

4) 심장질환

- **임신 중 심장질환 증상**

① 진행성 호흡곤란

② 좌위호흡(orthopnea)

③ 야행성 기침

④ 객혈(hemoptysis)

⑤ 실신(syncope)

⑥ 흉통

- **간호**

① 휴식과 스트레스 줄이기

- 스트레스를 줄이고 충분한 휴식을 취해야 함
- 10시간 이상의 수면

② 영양

- 나트륨 제한
- 철분 공급
- 카페인 포함된 음료 제한

③ 투약

- 강심제 : 중단하지 말고 복용
- 퀴니딘 : 부정맥 시
- 이뇨제
- 프로프라놀롤 : 승심계항진, 흉통, 호흡곤란 시

④ 감염 예방

- 비뇨기계 감염 예방 : 회음부 간호 등 개인위생 철저
- 호흡기계 감염 예방 : 사람 많은 곳 가지 않기

5) 갑상샘 기능장애

- **갑상샘기능항진증**

① 임신 중 당뇨병 다음으로 관리가 필요한 내분비장애

② 배란이 되지 않아 임신할 수 없을 수 있음

③ 수술요법(Subtotal thyroidectomy), 또는 약물로 조절(Propylthiouracil)

- **갑상샘기능저하증**

① 정의

- 산소소모율이 감소하여 신진대사 조율이 느려짐
- 성격이 현저하게 변화되는 질환

② 증상

- 추위에 약하며, 쉽게 졸림
- 손톱이 얇아지고, 피로, 변비, 추위불내성, 근육경련

• 체중 증가, 부종, 피부건조, 탈모 등

6) 혈액학적 장애

- **빈혈**

① 철분 결핍성 빈혈

• 가장 흔히 나타나는 증상

• 철분 보충제와 엽산의 섭취 권장

• 유산과 관련한 빈혈, 또는 산후출혈과 관련한 빈혈 발생

② 엽산 결핍성 빈혈

• 비타민 B12 결핍과 함께 임신 중 거대적아구성 빈혈 유발

• 설염, 궤양, 식욕부진

• 초기 유산과 태반조기박리 발생 위험

• 채소와 엽산 섭취 권장

7) 임신 중에 발생할 수 있는 감염성 질환

- **인플루엔자**

① 인플루엔자 유행 시기에 주의

② 입원율, 임신 합병증 발생률과 사망률 모두 증가

③ 대표적 증상 : 발열과 기침, 그 외 인두통, 근육통, 두통 등

- **파상풍, 디프테리아, 백일해**

① 신생아의 백일해 예방을 위해 임신 27~36주에 접종
(태아에게 많은 양의 항체가 전달되기 위함)

② 아기와의 직접 접촉 관련성이 높은 가족이나 양육자의 적극적 접종 필요

- **A형간염**

① 경로 : 오염된 음식이나 물을 섭취

② A형간염 항체가 없는 고위험군 성인 : 예방접종 권고

③ 임산부가 A형간염에 걸릴 경우

• 태아에게 수직감염

• 복강 내 석회화나 복수

• A형간염 백신 : 산모나 태아에게 안전

- **B형간염**

① 경로 : 간염 바이러스에 감염된 혈액 등 체액

② 신생아감염

- 출산 과정 중에 일어남
- 자궁 내 태아감염 : 임신 후반기 산모의 급성 B형간염 발생

● **홍역**

① 임신 중 홍역 예방접종은 금지

② 분만 직전 임부의 감염은 신생아감염의 위험에 큰 영향

● **풍진**

① 증상

- 미열, 발진
- 전신권태, 코감기, 다발성 관절염
- 선명한 반점상 발진 : 얼굴부터 시작해 몸통과 사지로 발생

② 태아의 영향

- 선천성 심장질환, 청각장애, 백내장, 지능장애 등
- 유산, 조산, 자궁 내 태아 사망 등

> 모성간호학은 여성의 건강 문제를 다룸으로써 여성은 물론 가족의 삶의 질 향상에 중점을 둔다. 태아의 발달과 성숙, 산전 관리, 분만, 임신과 관련된 장애, 감염성 질환 등으로 구성되었으며 여성 스스로 자신의 건강 문제를 이해하고 어떻게 건강을 관리할 것인지에 숙제를 던진다. 주로 출제되는 문제는 한 과목 내에서도 광범위하므로 어느 한 부분 놓치지 말고 공부하도록 해야 한다. 여성 생식기의 구조와 기능/산전 관리/분만 예정일 계산/임신(정상, 고위험)/출혈성 합병증에 대한 문제들이 출제되고 있다.
>
> **example.**
>
> Q. 최종 월경 시작일이 2020년 10월 6일이며, 최종 월경 마지막 날이 2020년 10월 14일인 산모의 분만예정일은?
>
> Q. 다음 중 산전 관리에 대한 설명으로 거리가 먼 것은?
>
> Q. 임신 시 지속적인 흡연이 태아에게 미치는 영향을 설명한 것은 무엇인가?
>
> Q. 임신중독증에 대한 설명으로 거리가 먼 것은?

08 장 | 아동간호

01 성장과 발달

1) 성장과 발달에 대한 이해

● **성장(growth), 발달(development), 성숙(maturation)**

① 정의

• 성장(growth)
  – 신체의 양과 크기의 변화
  – 세포의 수와 크기의 증가는 전체 또는 부분의 크기와 무게의 증가로 나타남

• 발달(development)
  – 기능의 점진적인 변화와 확장
  – 낮은 단계에서 더 복잡한 단계로 나아가는 질적 변화
  – 발달은 기능의 변화가 학습을 통하여 성취

• 성숙(maturation)
  – 완전한 성장과 완전한 발달의 과정
  – 지혜, 통찰력, 선험적 지식의 증가를 통한 신체적, 지적, 정신적인 통합

② 성장발달의 원리

• 방향성
  – 두미방향
    : 처음에는 머리가 크고 복잡하게 발달, 후에 아래쪽으로 성장발달
  – 근위-원위 방향
    : 중심에서 말초 방향으로 발달
  – 전체에서 부분
    : 단순한 작업에서 복잡한 활동과 기능으로 발달
    : 광범위한 행동 패턴에서 세부적이며 복잡하고 세련된 유형으로 발달

• 순서성
  – 모든 전 단계의 발달을 기초로 하여 다음 단계로 발달
  – 예 걷기 전에 서고, 서기 전에 기고, 기기 전에 배밀이

• 성장 속도
  – 성장 속도에는 개인차가 있음

– 아동기에서는 개인차를 중요시 해야 함
– 급격히 발달하는 시기, 완만히 발달하는 시기가 있음

③ 관련 이론

- 프로이트의 심리성적 발달이론
  – 항문기(1~3세) : 배설을 통해서 쾌락을 느끼지는 시기
  – 남근기(3~6세) : 성적 차이에 대한 흥미가 발생하는 시기
  – 잠복기(6~11세) : 성적충동이 잠재된 시기(성적 욕구에 대한 흥미가 약해지는 시기)
  – 생식기(12세 이상) : 성적 성숙기, 이타적이고 원숙한 성격을 형성하는 시기
- 에릭슨의 심리사회 발달이론
  – 신뢰감 대 불신감(0~1세) : 건강한 성격의 가장 기본적인 요소는 신뢰감
  – 자율성 대 수치감과 의심(1~3세) : 자기 신체, 자기 자신, 환경을 조절하는 능력은 자율성
  – 솔선감 대 죄책감(3~6세) : 활달하고 적극적인 행동, 진취적인 정신, 강한 상상력
  – 근면성 대 열등감(6~12세) : 성격 발달에서 어려운 단계를 성취함으로써 생산자의 준비가 됨
  – 정체감 대 역할혼돈(12~18세) : 생식기에 해당, 빠른 신체적 변화가 특징
- 피아트의 인지발달 이론
  – 감각운동기(출생~2세) : 자극에 대한 반응을 행동이라고 봄
  – 전조작기(2~7세) : 2~4세까지는 조작적인 사고를 하지 않으나 5세부터 조작적인 사고가 가능
  – 구체적 조작기(7~11세) : 논리적 조작이 가능
  – 형식적 조작기(11~15세) : 인지적 성숙이 이루어져 논리적 추론 가능

● 성장과 발달에 영향을 주는 요인

① 유전

- 성장의 속도에 큰 영향
- 키, 몸무게에 큰 영향
- 얼굴의 모양이나 형태, 신체 구조를 포함한 신체 특성들에 영향
- 성장하고 환경과 상호 작용하는 방식에 큰 영향

② 영양

- 태아기의 영양결핍 : 난자의 착상 시부터 출생까지 영향을 미침
- 영아기는 비교적 열량 요구량이 많음

③ 질병과 상해

- 선천성 장애와 질병 및 상해
- 저신장증
- 구루병, 점액성 다당류, 마르판증후군(Marfan syndrome) 등

④ 물리적 환경

- 기후, 계절 등

⑤ 자궁 환경

- 감염, 모체의 질병, 대사 불균형, 약물이나 물질남용 등
- 화학물질, 방사능 등
- 모체의 영양부족 등

⑥ 인간관계

- 의미 있는 타인과의 관계 맺기
- 질적인 관계 형성 중요
- 다양한 사람과 만나는 기회 제공 중요

● **일반적인 영유아 성장과 발달**

① 1개월 : 주먹을 쥠
② 3개월 : 손을 펼 수 있음
③ 4개월 : 목을 가눌 수 있음
④ 5개월 : 몸을 뒤집고 물건을 잡을 수 있음
⑤ 6개월 : 한 손의 물건을 다른 손에 옮겨 잡을 수 있음
⑥ 7개월 : 앉을 수 있음
⑦ 8~9개월 : 기어서 다닐 수 있음
⑧ 10개월 : 지지할 수 있는 것을 잡고 설 수 있음
⑨ 11개월 : 지지할 수 있는 것을 잡고 걸을 수 있음
⑩ 12개월 : 걸음마를 시작할 수 있음
⑪ 2세 : 계단을 오를 수 있음
⑫ 3세 : 원을 그릴 수 있음

02 신생아

1) 신생아

- **신생아의 출생 후 적응**

① 호흡기계

- 자궁 내 호흡억제기 전에 의해 호흡이 억제되어 있음
- 화학적 요인과 온도 차이가 호흡 시작의 요인임

② 순환기계

- 점차적인 순환기계의 변동이 시작됨
- 폐, 심장, 대혈관의 압력 차이
- 태아순환에서 출생 후 순환으로의 변화(태순환에서 체순환으로)

③ 소화기계

- 신생아의 위 용량은 30~60cc 정도임
- 위장관의 기능이 미숙한 기간 동안 소량씩 자주 수유
- 위장관의 기능이 미숙한 기간 동안 황달 발생 관찰

〈신생아 황달〉

- 위장관(간)의 기능 미완숙으로 체내 빌리루빈 축적
- 생후 2~3일경 나타났다가 일주일 후 거의 사라짐
- 자연적으로 사라지나 출생 24시간 이내 발생은 병적 황달로 판단함
- 미숙아는 광선치료 적용
- 생리적 황달, 모유 황달 등

〈배변양상 변화〉

- 태변 : 점성이 있으며 까만색, 24시간 이내 배설함
- 이행변 : 수유 3일까지 나타남, 녹갈색이나 황갈색을 보임
- 우유변 : 수유 4일에 볼 수 있음, 노란색, 황금색을 보임, 상한 우유와 같은 냄새가 남

④ 내분비계

- 제한적인 호르몬 분비량으로 탈수에 취약함
- 가성월경(여아) 보임

⑤ 면역계

- 모유 수유를 통해 수동면역을 얻게 됨
- 출생 후 6개월간 확보된 면역력이 있음
- 염증반응에 미숙함

⑥ 신경계

• 엎드려 머리를 옆으로 할 수 있음
• 엎드려 등과 머리를 수평으로 할 수 있음
• 누운 상태에서 앉을 때 머리가 뒤로 쳐질 수 있음
• 팔과 다리가 굴곡을 유지할 수 있음

〈반사〉

구분	내용
빨기반사	– 입술에 닿는 물체를 느껴 빠는 동작을 함 – 소실시기 : 6개월
포유반사	– 입과 뺨 주변 자극 시 자극 방향으로 머리를 돌림 – 소실시기 : 7~8개월
바빈스키반사	– 발바닥의 바깥쪽을 비비면 엄지는 위로, 다른 발가락은 부채꼴로 퍼지는 반사현상 – 소실시기 : 12개월
각막반사	– 빛과 광선이 각막을 자극했을 때 깜빡거리는 눈 – 소실시기 : 평생 지속
모로반사	– 큰 소리나 갑작스러운 몸의 위치 변화 시 팔과 발을 벌리고 손가락을 펼쳤다가 다시 무언가를 껴안듯 몸쪽으로 팔과 발을 움츠리는 현상 – 소실시기 : 3~4개월
긴장성반사	– 누워있을 때 얼굴을 돌린 쪽의 손발은 펴고, 반대쪽 손발은 구부리는 현상 – 소실시기 : 3~4개월

⑦ 신생아의 신체사정

• 신체
  – 머리둘레 : 33~35cm
  – 체중 : 2,000–4,000g(첫 주에 출생 시의 체중보다 약 10% 손실)
• 활력징후
  – 체온 36.7–37℃
  – 맥박 120~160회
  – 호흡수 30~60회
  – 혈압 65/40mmHg

  〈영유아 활력징후 측정 시 유의사항〉
  – 안정된 상태에서 측정함
  – 가장 먼저 측정할 것은 호흡(측정 순서 : 호흡→ 맥박→ 체온)
  – 맥박 측정 시 청진기 사용하여 1분간 측정(위치 : 제5늑간)

• 피부

– 통통하고 매끄러움

– 벗겨지기 쉬우며 건조함

– 손과 발의 청색증이 관찰

– 찬 공기에 노출되었을 시 생기는 일시적 얼룩반점 관찰(대리석피부증)

• 머리

– 대천문 : 다이아몬드 모양

– 소천문 : 삼각형 모양

• 눈

– 출생 시 안검 부종

– 자극 시 각막반사 출현

– 빛이나 자극에 눈깜박반사

• 복부

– 원통형

– 제대 : 출생 시 2개의 동맥, 1개의 정맥

– 대퇴맥박은 양측 동일함

– 간 : 오른쪽 늑골 2~3cm 아래에서 촉진

– 신장 : 배꼽 1~2cm 위에서 촉진

2) 신생아 간호

● 신생아 사정

① 아프가 사정

• 출생한 후 1분, 5분에 5가지의 항목을 평가함

– 1) 심박수, 2) 호흡수, 3) 자극에 대한 반응, 4) 근력, 5) 피부색

– 아프가 점수

	0	1	2
심박수	없음	〈 100	〉 100
호흡수	없음	느리거나 불규칙	양호
자극에 대한 반응	반응 없음	얼굴을 찡그림	기침, 재채기
근력	늘어짐	사지를 굴곡	활발한 움직임
피부색	청색 or 창백	몸은 분홍색, 말단은 청색	몸 전체가 분홍색

– 아프가 평가 결과 해석

: 0~3점 → 심한 적응곤란

: 4~6점 → 중증도의 곤란

: 7~10점 → 정상

● 신생아 간호

① 기도유지

- 출생 시 가장 먼저 기도유지 시행
- 구강 내 분비물 제거

② 체온유지

- 보온 유지를 위해 담요나 옷으로 체온 소실을 방지

③ 눈 간호

- 질산은 점적하여 임균성 안염 등을 예방

④ 비타민K 투여

- 비타민K 결핍으로 인한 출혈성 질환 예방

⑤ 예방접종

- 출생 직후 실시

⑥ 제대관리

- 70%의 알코올 사용하여 절단된 부위 소독함
- 제대가 떨어져 나올 때까지 건조함 유지
- 제대 부위의 악취, 홍반, 분비물 유무 관찰로 제대 감염 관찰

⑦ 신생아 목욕

- 눈 세척은 내안각에서 외안각의 방향으로 함
- 머리에서 하지를 향한 방향으로 함
- 목욕물 온도는 40도
- 목욕 시간을 수유 전후로 하지 않음
- 피부의 산도를 변화시키지 않도록 오일과 로션 사용주의

⑧ 모유 수유

- 장점
  - 소화가 잘되어 건강한 배설을 촉진함
  - 안전하며 경제적임
  - 유당을 함유한 모유는 장의 운동을 도움
  - 위생적이며 소독의 절차가 없음
  - 불포화 지방산을 포함하고 있음

– 자궁 수축을 돕고 배란을 억제함

〈모유 수유 금지〉

– 유두의 염증 시

– 유선염, 당뇨, 빈혈, 염증 등

– 유방의 발적이나 동통

– 신생아의 구내염, 구개파열, 모유 알레르기 시

03 고위험신생아

1) 미숙아

- **미숙아의 특징**

① 잦은 무호흡과 같은 호흡장애로 환기 부족이 발생하기 쉬움

② 체온조절 능력이 저하되어 있음

③ 가늘고 솜털 같은 머리카락

④ 태지가 거의 없고 몸체보다 머리가 큼

⑤ 늘어진 모습으로 축 처져 있음

⑥ 손바닥이나 발바닥에 주름이 거의 없음

⑦ 여아는 음핵이 두드러져 보이고 남아는 고환이 하강하지 않음

⑧ 소변의 농도가 옅음

⑨ 파악반사, 빠는 반사 등이 없거나 힘이 미약함

2) 과숙아

- **과숙아의 특징**

① 피부가 창백하며 머리카락이 길고 풍성함

② 태지가 부족하고 솜털이 거의 없는 모습임

③ 태변이 착색되거나 흡입하는 경우가 있음

3) 고위험신생아 간호

- **호흡간호**

① 호흡을 돕고 정상적인 호흡양상을 유지하도록 함

② 필요 시 산소를 공급함

③ 기도 흡인의 위험을 방지하기 위해 고개를 옆으로 함

● **체온간호**

① 적정 실내온도를 유지(22도~26도)

② 인큐베이터 온도와 습도를 수시 측정

- 인큐베이터
  - 세균으로부터 신생아를 보호하며 호흡기계의 건조를 막기 위해 55~65%의 습도를 유지함
  - 환기가 조절되며 필요 시 산소분무가 가능함

③ 4시간마다 체온을 측정하여 체온을 유지함

④ 체온 측정은 인큐베이터 내에서 측정함

● **감염간호**

① 청결한 인큐베이터의 관리가 필수적임

② 대상자 접촉 시 손, 팔, 팔꿈치까지 솔로 외과적 손씻기에 준하는 손씻기가 필수적

③ 대상자마다 사용되는 기구는 개별적으로 사용되어야 함

④ 충분한 영양을 제공하여 면역력을 보충함

04 아동의 일반적인 증상

일반적인 증상	간호
설사	• 설사로 인한 탈수 및 전해질 불균형 증상에 대한 사정 • 매일 같은 시간 체중 측정 • 위생적인 변기 사용과 손씻기
탈수	• 매일 체중 측정 • 수분공급(경구 불가 시 수액요법)
경련	• 흡인을 예방하기 위해 구강 내 분비물 제거, 측위 • 경련 대상자의 주변을 어둡게 유지하며 최대한 자극을 줄임 • 침상난간을 올려 낙상을 예방하며 안전한 환경 조성
구토	• 탈수의 증상 사정 • 구강 내 분비물이 기도 내로 흡인되지 않도록 고개를 옆으로 함 • 경구 투약 직후 구토가 발생한 경우 재투약 • 경구 투약 20-30분 후 구토가 발생한 경우 재투약하지 않음(흡수 가능성)
발열	• 해열제 투약 • 수시 체온 측정 • 미온수 목욕(복부는 제외)

05 예방접종

1) 영유아 예방접종 시 유의사항

- **접종 전**

① 접종 전 체온 측정을 반드시 하여 열이 없음을 확인

② 아기 수첩을 지참하여 의료기관 방문

③ 아이의 건강 상태를 가장 잘 파악하는 보호자 동행

- **접종 후**

① 접종 후 바로 귀가하지 않고 접종한 기관에 20여 분간 머물며 상태를 관찰함

② 접종 당일 목욕은 삼감

③ 접종 부위의 발적, 가려움, 부종 등 증상 관찰 후 찬 수건 적용함

④ 접종 후 고열이나 경련 등의 증상 시 즉시 의료기관으로 이송

⑤ 귀가 후 수 시간은 주의 깊게 상태 관찰 필요

> 아동간호학은 성장과 발달, 신생아, 고위험신생아, 아동의 일반적인 증상과 간호, 영유아 예방접종으로 한국보건의료인국가시험원의 국가시험 출제범위에 맞춰 구성하였다. 따라서 수험생들에게 더욱더 유익하도록 핵심적인 부분들을 요약하여 시험공부 시간을 절약할 수 있도록 하였다. 주로 출제되는 문제는 신생아의 신체계측/고위험신생아 간호/아프가 점수/예방접종 시 유의사항 등에 대한 문제들이 출제되고 있다.
>
> example.
>
> Q. 다음 중 과숙아에 대한 특징으로 거리가 먼 것은?
>
> Q. 다음 중 신생아 활력징후에 대한 설명으로 거리가 먼 것은?
>
> Q. 다음 중 아프가점수의 항목으로만 연결된 것은?

09 장 | 간호관리

01 간호역사

1) 한국의 간호, 세계의 간호

- **한국 간호**

① **광혜원** : 최초의 서양식 의료기관

② **보구여관** : 우리나라 간호교육이 시작된 기관(1903년)

③ **대한간호조무사협회 창립** : 1973년

key point 조선시대에는 의녀 제도가 있었으며 이 시대는 보양, 수발, 시중, 돌봄 등이 간호의 개념이었다.

- **세계 간호**

① 원시시대의 간호는 본능적인 보호 기능이 간호의 기본이었으며 가정 중심의 간호가 이루어졌다.

② 고대의 간호는 박애 정신이 간호의 기본이며 방문 간호가 시작되었다.

③ 중세의 간호는 수녀와 귀부인들이 간호사업에 일생을 바치는 간호의 전성기였다.

④ 근대의 간호는 문예부흥, 종교개혁 및 간호사업이 활발하게 이루어졌다.

⑤ 현대의 간호는 대상자 중심, 재활 중심 등 전인간호가 중요하게 다루어진다.

key point 전인간호란 대상자의 모든 욕구를 충족시켜 주기 위해 제공되는 포괄적 간호

key point 피베(Phoebe)는 초기 기독교시대 최초의 방문간호사

02 직업윤리

- **직업윤리와 의무**

① 직업윤리

• 윤리문제의 예

– 환자의 권리 존중 : 말기 환자의 가족 측에서 모든 치료를 거부하는 경우

– 회복 불가 환자의 심폐소생술을 지속하는 경우

– 약효가 확실치 않은 약물을 사용하는 경우

– 진료 횟수를 늘리기 위한 무리한 처치 및 시술을 하는 경우

• 임상에서 경험할 수 있는 윤리문제의 예
  – 불결한 기구로 계속 간호하는 경우
  – 분주한 업무 상황에 손을 씻지 않고 업무 수행을 하여 감염을 확대하는 경우
  – 기술 부족으로 인한 문제(예 : 정맥주사 기술 부족으로 인한 정맥염 등)
  – 실수로 인한 문제(예 : 약물투여, 마약, 수혈 주입 실수)
  – 의료진 스스로의 실수로 인한 문제(예 : 수술 전에 간 기능 등 기본검사 소홀)
  – 약물투여를 올바르게 하지 못하였을 경우의 사고
  – 무균술 적용 결핍

② 의무
• 갈등 발생 시 책임있는 행동과 합리적 판단 필요
• 예측이 가능한 일에 대하여 회피해야 할 의무(결과회피 의무)
• 정신을 집중하여 유해한 결과를 막아야 할 의무(주의 의무태만)
• 진료의 보조, 간호의 보조 행위에 관한 확인 의무(확인 의무)
• 간호사고의 예방을 위하여 업무환경 개선, 안전사고 매뉴얼 개발 등 주기적인 교육 필요

● **전문직으로서의 자세와 태도**

① 간호 기본 지식과 기술
② 치료적 상호작용 : 간호사가 대화의 중심을 대상자에 두고 대상자가 스스로 자신의 건강 문제를 인지하고 적절하게 표현하여 행동의 변화를 이끌어낼 수 있도록 조력하는 것
③ 간호대상자의 치유적 관계형성
④ 직업적 관계
• 동료와의 관계
  – 업무적인 관계를 유지하며 서로의 자질 향상에 노력한다.
  – 직역간 업무를 존중하며 예의를 지킨다.
• 환자와의 관계
  – 신뢰할 수 있는 간호를 제공한다.
  – 치료적인 관계를 유지한다.
• 환자 보호자와의 관계
  – 항상 친절하며 공감하는 능력을 함양한다.
  – 환자의 건강 문제와 관련된 의료진과 연결하고 개인적인 의견은 삼간다.
• 의사 · 간호사와의 관계
  – 진료와 간호의 업무에 지장 없도록 준비한다.

– 갈등 상황 발생 시 조율하여 서로 협조한다.
– 정확한 업무 분담과 업무의 경계를 이해한다.

⑤ 용모

- 간호업무 시 복장은 기관의 원칙에 따르며 항상 위생적이며 단정하게 한다.
- 간호복을 입고 외부로 나가지 않는다.
- 화장은 온화하고 손톱은 짧게, 매니큐어나 튀는 액세서리 및 향수는 하지 않는다.
- 머리는 손이 가지 않도록 단정히 묶어 업무(무균적 처치 등)에 방해되지 않도록 한다.
- 간호화는 항상 깨끗하게 관리하고 꺾어 신거나 소리가 나지 않도록 주의한다.

● **Florence Nightingale Pledge**

① 나는 일생을 의롭게 살며 전문 간호직에 최선을 다할 것을 하느님과 여러분 앞에 선서합니다.
I solemnly swear before God and you that I will live my life righteously and that I will give my best to the Nursing Profession.

② 나는 인간의 생명에 해로운 일은 어떤 상황에서나 하지 않겠습니다.
I will abstain from whatever is deleterious and mischievous and will not take or knowingly administer any harmful drug.

③ 나는 간호의 수준을 높이기 위하여 전력을 다하겠으며,
간호하면서 알게 된 개인이나 가족의 사정은 비밀로 하겠습니다.
I will do all in my power to raise the standards of nursing, and not fully disclose any personal information of the patient or the family which has come to my knowledge in the course of the performance of my duties.

④ 나는 성심으로 보건의료인과 협조하겠으며,
나의 간호를 받는 사람들의 안녕을 위하여 헌신하겠습니다.
I will faithfully cooperate with my colleagues in other health professions and devote myself to the welfare of those under my care.

03 간호전달체계

1) 개념

● **간호의 개념**

① **간호** : 본질은 사랑과 보호이며 1) 기술 2) 지식 3) 사랑을 3대 정신이라고 할 수 있다.

② **현대간호** : 신체적인 간호에 더하여 정신, 심리 및 사회적 건강 상태를 스스로 관리하고 유지하며 증진하는 총체적 간호는 현대간호의 특성이다.

2) 유형

● **간호의 유형**

① **개별간호** : 1 : 1 간호(간호사 : 환자)

② **팀간호** : 수간호사와 일반간호사와 간호보조인력이 한 팀이 되어 환자를 중심으로 간호

③ **기능적 간호** : 간호의 분업을 통해 특정 업무만 수행하는 간호

④ **모듈간호** : 일차간호와 팀간호를 함께 수행하는 간호

> 간호관리학은 간호의 역사적, 철학적 개념에 대한 이해를 통하여 현대 간호의 목적 및 역할을 학습하는 과목이며 간호인으로서의 역할을 수행하기 위한 자질을 학습하는 과목이기도 다다. 따라서 임상에서 간호 수행에 필요한 관리 기술과 태도를 함양하는데 필요한 내용으로 구성하였다. 주로 출제되는 문제는 간호의 역사/간호의 개념/직업윤리와 의무/간호조무사의 자세와 태도 등에 대한 문제들이 출제되고 있다.
>
> **example.**
>
> Q. 다음 중 의사와 간호조무사의 직업적 관계에 대한 설명으로 거리가 먼 것은?
>
> Q. 우리나라 최초의 간호양성소는?

10 장 | 노인간호

01 노인문제

1) 고령화문제

- **고령화 사회**

  ① 노인의 복지 제도 확충 마련 시급

  ② 노인 건강 관리에 대한 체계적인 제도적 장치 필요

- **주거문제**

  ① 독거노인의 비율 증가로 노인의 안정적인 주거 마련 필요

  ② 주거 이동에 대한 부담은 노년기에 스트레스 요인임

- **경제적 빈곤 상태**

  ① 보완된 사회적인 보장 제도 실시

  ② 퇴직 후 평균 수명 연장에 따른 의료비 문제, 지원 예산 미흡 등으로 빈곤함

- **건강문제**

  ① 만성질환 관리에 따른 의료비 지출 증가

  ② 생명 연장에 따른 고비용 증가

- **죽음**

  ① 가족의 구조 변화로 독거노인 비율 증가

  ② 사별로 홀로 남은 시간을 외로운 감정으로 보낼 수 있음

2) 신체변화의 문제

- **병리적 변화**

	해당 질환	증상	간호
호흡기계	폐렴	열, 기침, 두통	안정, 산소공급, 균형이 있는 영양과 수분섭취, 약물과 수액요법 등
	결핵	기침, 열, 호흡곤란, 식욕부진, 체중감소, 마른기침	감염 예방, 약물요법
	인플루엔자	기침, 열, 인후통, 전신쇠약감	예방접종, 균형이 있는 영양과 충분한 수분섭취 권장
순환기계	고혈압	무증상, 두통, 빈맥, 피로감 등	운동과 휴식, 체중조절, 금연과 절주, 나트륨 섭취 제한
	부정맥	두통, 빈맥, 피로	금연과 금주, 약물, 카페인 섭취 제한
	심근경색	호흡곤란, 흉통, 혼돈, 실신	절대안정, 혈관조영술
	협심증	흉통, 호흡곤란	휴식과 안정, 약물요법
소화기계	위궤양	오심, 구토, 체중감소, 빈혈, 흑색변, 체중감소, 식욕부진, 소화불량	금연, 금주, 식이요법, 약물요법
	위식도역류	가슴쓰림, 흉통, 연하통, 기침, 쉰목소리	식이요법, 취침 전 음식섭취 제한, 식후 바로 눕지 않기
근골격계	골다공증	무증상	운동, 식이요법
	통풍	오산, 열, 관절기능 장애	체중조절, 금주, 열량섭취 제한
	골절	통증, 부종, 종창, 변형	수술(고정) 비수술(도수, 석고, 부목)
비뇨생식기계	요실금	피부손상, 우울감	피부간호, 수분섭취, 정서적 지지
	전립선 비대	빈뇨, 요절박, 야간빈료, 잔료감	수분섭취량 조절, 식이요법, 약물요법, 수술요법 등
감각계	백내장	시력감소, 시야흐림	각막제거술 등
	녹내장	시력감소, 두통, 충혈, 시야결손	약물요법, 수술요법
신경계	치매	기억력 상실, 지남력 상실, 착란현상	휴식과 운동, 충분한 영양섭취, 정서적 지지
	우울증	식욕저하, 체중감소, 변비, 수면상태 변화	정서적 지지, 스트레스 조절, 약물요법 등

02 노인의 건강교육

1) 낙상

- **낙상의 원인**

① 노화에 따른 근골격계 기능 장애로 인해

② 노화에 따른 감각기계 기능 장애로 인해(시야와 균형)

③ 노인이 주거하기 적절하지 않은 환경

- **낙상 예방교육**

① 주거 환경을 어둡지 않게 조성함

② 충분한 영양섭취와 운동으로 활동 기능을 유지함

③ 미끄럽지 않은 바닥 마련, 수면 시 안전 레일을 올리도록 함

④ 규칙적으로 운동하여 관절의 근육을 강화함

2) 약물오류

- **원인**

① 노화와 관련한 잘못된 이해력, 기억력 감퇴 등

② 시력장애, 잘못된 지식 등

③ 여러 가지 약을 동시 복용해야 하는 경우

④ 노년기의 생리적 변화로 약물의 흡수와 배설에 영향 초래

- **약물오류 예방교육**

① 주기적인 약물 복용 상황 확인

② 약물 부작용 시 대처법에 대해 교육

3) 욕창

- **원인**

① 노화 및 질환과 관련한 부동의 시간

② 불균형적인 영양상태, 혈액순환 장애로 발생

- **욕창 예방교육**

① 2시간마다 체위 변경

② 물침대나 공기침대를 이용하여 특정 부위의 압력을 분산

③ 충분한 영양섭취

④ 피부상태 수시 확인

4) 수면장애

- **원인**

① 노화에 따른 생리적 변화

② 심리적인 우울, 불안 등

③ 질환에 따른 통증, 복용하는 약에 의한 수면 방해

④ 야뇨 등 잦은 배뇨 장애로 인한 수면의 질 감소

- **수면을 위한 교육**

① 낮잠을 피하고 규칙적인 활동 권장

② 수면 중 배뇨를 예방하기 위해 자기 전 수분섭취 제한

③ 수면의 환경을 조용하고 아늑하게 조성

④ 수면에 영향을 주는 카페인, 알코올 제한

5) 영양, 식욕부진

- **원인**

① 노화에 따른 질환, 생리적 변화로 인한 미각의 변화, 치아 상실로 인한 저작장애

② 영양소에 대한 지식 부족으로 충분한 영양섭취 어려움

- **예방교육**

① 치아 상태를 고려한 음식의 형태 제공

② 건강유지를 위한 영양 섭취의 중요성에 대해 교육

03 효과적인 의사소통

1) 치료적 의사소통

- **언어적 의사소통**

① 특정 상황에 대한 사실을 있는 그대로 정보를 제공

② 질문을 폐쇄적 질문보다 개방형 질문으로 노인들의 생각을 자유롭게 표출하도록 함

③ 의료진과의 대화 방식보다 친근한 가족 관계에서의 대화 방식으로 유도

④ 즉답 필요 시 직접적인 질문으로 의사소통함

- **비언어적 의사소통**

① 침묵 : 답변을 준비하는 데 시간을 제공

② 낮은 목소리와 명확한 발음과 입 모양으로 노인의 시야 안에서 대화
③ **표정** : 온화한 표정과 가벼운 미소로 의사소통 시 부드러운 분위기 조성
④ 불안과 우울을 감소시키고 안정감을 주기 위해 가벼운 신체접촉

2) 의사소통 시 유의사항

① 질문의 의도를 파악하도록 도움
② 답변할 수 있도록 충분한 시간을 주어야 함. 재촉하지 않음
③ 어조는 조금 낮게, 발음과 입 모양을 명확히 함
④ 어려운 전문용어 사용을 최소화함

노인간호학은 고령화 추세에 따른 노인의 사회적 상황을 이해하고 실질적으로 제공할 수 있는 기본 간호에 초점을 두었다. 노인의 건강 유지 및 증진과 관련한 영양, 수면, 안전 등 기초적인 지식과 더불어 정신적 지지를 통한 노인의 삶의 질 향상을 위한 내용으로 구성하였다. 주로 출제되는 문제는 노인 문제/노인 기본 간호/노화에 따른 병리적 문제/노인과의 효과적인 의사소통 등에 대한 문제들이 출제되고 있다.

example.

Q. 다음 중 노인 낙상 예방에 대한 설명으로 거리가 먼 것은?
Q. 노인과의 효과적인 의사소통에 대한 설명으로 거리가 먼 것은?

11 장 | 기초영양

01 영양소

1) 종류

● **단백질**

① 조직을 생성하는 재생과 유지 기능, 에너지 발생

② 음식을 통해 섭취해야만 하는 영양소

③ 아미노산으로 분해된 후에 소장에서 흡수

④ 생체를 구성하는 주성분

⑤ 질병과 감염에 저항할 수 있게 도움

⑥ 아미노산이 구성단위가 됨

● **탄수화물**

① 흡수율이 높고 뇌의 기능을 유지하는 영양소

② 소화된 탄수화물은 글리코겐의 형태로 간과 근육에 저장

③ 유형

- 다당류 : 섬유소, 덱스트린, 글리코겐, 전분
- 단당류 : 포도당(탄수화물의 최종 분해물), 과당, 갈락토오스
- 이당류 : 맥아당, 유당, 자당

● **지방**

① 체온을 유지하며 포만감을 주는 영양소

② 충격을 흡수하고 장기를 보호해주는 영양소

③ 신체 성장, 피부 보호, 담즙산 배설을 촉진하고 콜레스테롤 감소에 도움을 주는 영양소

● **비타민**

① 성장을 촉진하고 신경을 안정시키며 신체의 기능 유지를 위해 필요한 영양소

② **수용성 비타민** : 배설되므로 매일 보충해야 하는 영양소

- B1(티아민)
  - 신경계 증상과 소화기능에 영향
  - 결핍 시 : 각기병

- B2(리보플라빈)
  - 헤모글로빈을 형성하고 빛에 대한 적응을 도움
  - 결핍 시 : 구각염, 빈혈, 구강이나 비강 주변으로 염증
- B6(피리독신)
  - 적혈구를 형성하는 영양소
  - 결핍 시 : 피부염, 빈혈, 신경장애를 일으킴
- B12(코발라민)
  - 조혈작용을 하는 영양소
  - 결핍 시 : 악성빈혈
- B3(니아신)
  - 콜레스테롤 감소에 영향을 주는 영양소
  - 결핍 시 : 피부염, 설사 등
- C(아스코르빈산)
  - 상처치유, 철분제제를 흡수하여 뼈를 재생
  - 결핍 시 : 괴혈병

③ **지용성 비타민** : 인체 내 저장되는 비타민

- A
  - 체모와 피부, 시력 증진 등
  - 결핍 시 : 야맹증, 안구건조증, 피부각화증
- D
  - 칼슘과 인의 흡수를 도움
  - 결핍 시 : 구루병, 골다공증 등
- E
  - 적혈구 형성, 정상적인 생식 기능을 도움
  - 결핍 시 : 빈혈, 적혈구 용혈 등
- K
  - 혈액 응고의 기능을 함
  - 결핍 시 : 출혈성 질환

● 무기질

종류	무기질의 주요기능	결핍 시
칼슘	혈액 응고 기능	구루병, 골연화증, 골다공증
인	칼슘과 함께 뼈 구성의 기능	골절, 골연화증

나트륨	전해질 균형 유지의 기능	구토, 설사, 저혈압
칼륨	전해질 균형 유지, 근육의 수축과 이완의 기능	근육 약화, 심근, 내장근, 골격근 약화
마그네슘	효소의 활성화, 신경활동의 기능	신경질환
철	헤모글로빈 구성의 기능	결핍 시 빈혈, 두통
요오드	티록신(갑상선호르몬)의 주성분	결핍 시 크레티니즘, 점액 수종

2) 병원식이

- **일반적인 식이**

① 일반식 : 특별한 식이 제한이 없는 대상자에게 제공되는 식이

② 경식 : 저작 기능에 문제가 있는 대상자에게 곱게 다져진 형태로 제공되는 식이

③ 연식 : 죽과 같음, 향신료나 섬유질이 없는 식이로 소화기능이 곤란한 대상자에게 제공되는 식이

④ 유동식 : 삼키는 능력이 저하된 대상자에게 미음과 같은 형식으로 제공되는 식이(위관영양)

- **질환별 식이**

① 당뇨가 있는 대상자
- 술이나 담배, 카페인 제한
- 단순당 특별히 주의(설탕, 초콜릿 등)

② 고지혈증이 있는 대상자
- 알코올, 버터, 치즈 등 제한
- 콜레스테롤 특별히 주의

③ 순환기 질환이 있는 대상자
- 술과 알코올, 수분 섭취량 제한
- 나트륨과 칼륨 섭취 특히 주의

④ 만성신부전 대상자
- 단백질과 염분, 수분과 포타슘 등 전해질 주의
- 염분 섭취 특히 주의

⑤ 간 질환이 있는 대상자
- 고열량, 고비타민 섭취, 저염 식이, 고단백

3) 영양장애 간호

● **영양에 영향을 미치는 요인**

① 오심

- 울렁거림, 구토할 것 같은 메슥거림
- 간호
  - 울렁거림의 오심 증상 시 구강으로의 섭취 제한
  - 심호흡과 이완으로 안정
  - 오심의 원인을 확인하고 제거

② 구토

- 소화기계의 내용물이 구강을 통해 배설되는 현상
- 간호
  - 구강을 통한 수분 및 모든 음식 섭취 중지
  - 구토 후 위생적으로 구강 간호 실시
  - 구토 내용물로 인한 호흡기계 흡인 예방 간호
  - 오심과 구토의 증상을 완화할 수 있는 환경 마련

③ 식욕부진

- 음식에 관한 관심이나 욕구가 저하된 상태
- 간호
  - 대상자가 관심이 있고 평소 좋아하는 음식 사정
  - 식사 전후로 식욕을 저하할 수 있는 처치는 피함
  - 식사 전 위생적인 구강 간호를 통해 식욕을 증진

④ 가스

- 장에서 생성되는 것으로 트림이나 직장을 통해 배출되는 소화기계 현상
- 간호
  - 껌이나 탄산음료 제한, 금연 교육
  - 식후 소화를 돕는 걷기나 운동 권장
  - 스트레스 시 구강 섭취 제한

기초영양학은 영양에 대한 기초적인 내용으로 영양소의 종류, 병원식이, 영양장애에 대한 간호의 내용으로 구성하였다. 주로 출제되는 문제는 특정 영양소 결핍 시 발생하는 질환/영양장애 발생 시 간호 등에 대한 문제들이 출제되고 있다.

example.

Q. 다음 중 비타민C 결핍 시 발생할 수 있는 질환으로 묶인 것은?

Q. 다음 영양소 중 단백질에 대한 설명은 무엇인가?

PART

02

보건간호학개요

01 장 | 보건교육

01 보건교육

1) 보건교육의 개념

● **보건교육의 이해**

① 정의

- 건강+ 보건+ 교육
- 건강과 관련한 개인 및 집단의 행동에 변화가 나타나도록 학습을 제공하는 과정
- 지식을 제공하여 건강 관련 행동에 변화를 꾀하는 과정

② 보건교육의 필요성

- 건강문제와 그 해결에 대한 알 권리 및 관심이 증가
- 다양한 보건의료 요구에 부응
- 의료비용 관련 개인 및 집단이 스스로 건강관리를 해야 할 필요성
- 건강에 대한 인식 변화
- 질병의 다양성, 신종 감염병의 출현 등 의학기술의 한계에 따른 보건교육의 가치성

③ 보건교육의 특성

- 개인 및 집단 스스로가 건강 관련한 문제를 관리하고 해결할 수 있는 능력을 갖추도록 함
- 보건교육 후에는 반드시 평가를 통해 교육의 효과를 확인함
- 교육방법의 선정 시에는 대상자의 수, 학습 환경, 대상자의 수준 등을 고려해야 함
- 보건교육에서는 대상자의 요구를 파악한 후 학습계획이 수립되어야 함
  - 순서 : 요구도 사정→ 보건교육 목표 설정 및 기술→ 보건교육 내용 선정→ 교육 수행

2) 보건교육의 종류

● **개별교육**

① 정의

- 지역사회간호사가 가장 흔히 활용하는 보건교육 방법으로 전화, 가정방문 등
- 대상자와 상호작용하면서 건강문제 뿐 아니라 개인문제를 해결하기 위한 방법

② 내용

- 면접
  - 언어를 도구로 하여 기술적으로 진행되는 대면 관계에서 이루어짐

– 동일한 목표를 가진 두 사람 관계에서 교육의 구체적인 내용에 대한 비밀보장이 기본이 됨

• 상담

– 교육자의 지식과 정보의 제공보다 대상자가 스스로 해결방법을 찾을 수 있도록 기회를 제공함

– 적극적인 경청이 중요하며, 치료적인 의사소통이 바탕이 되어야 함

〈개별교육 시 유의사항〉

– 신뢰관계가 형성된 후 교육이 진행되어야 한다.
– 대상자의 어떠한 상황이든 공감하고 수용하도록 노력해야 한다.
– 대상자의 비밀스러운 부분을 이야기할 때는 그 비밀이 보장될 수 있는 환경이어야 한다.
– 상담 중 알게 된 대상자의 비밀은 반드시 지켜져야 한다.
– 지시, 명령, 충고보다는 대상자가 주체가 되어 자신의 문제를 스스로 해결할 수 있도록 도와주는 역할을 해야 한다.
– 대상자의 답변을 재촉하거나, 답변을 서두르지 않도록 여유 있게 기다려주어야 한다.
– 해결해야 하는 대상에 초점을 맞추어 대화의 방향을 유지한다.

● 심포지엄

① 정의

• 모든 참여자가 동일한 문제에 대한 전문가로 구성되어 해결법을 모색하는 방법

② 내용

• 심포지엄에서의 사회자는 각 발표의 내용을 요약하여 토론을 진행

• 참여자가 각각 약 10분간 자신의 의견을 발표하도록 한 후 사회자가 질문, 답변을 통해 진행

● 브레인스토밍

① 정의

• 묘안착상법, 팝콘회의라고도 불리는 방법

• 기발하고 창의적인 생각을 포착하는 아이디어 회의

② 내용

• 각자의 의견을 주관 있게 자유롭게 발표하면서 진행됨

• 다양한 아이디어를 공유해가면서 문제 해결법을 찾아가는 방법

• 12~15명이 한 그룹이 되어 10분 정도 단기 토의를 진행함

- **역할극**

① 정의

- 문제 상황을 실제처럼 연출하여 간접 경험하는 방식으로 해결법을 모색하는 방법

② 내용

- 실제 건강문제를 가진 대상자들을 이해하고 공감하는 데 도움이 되는 방법
- 직접 참여하는 것이 문제를 해결하는 데 동기부여가 되는 방법

- **시범교육**

① 정의

- 한 방향의 일방적인 정보 전달이 아니라 실제 필요한 물품을 준비하여 제공하는 교육방법

② 내용

- 실제 적용해 보거나 보이는 활동
- 시범 후 대상자가 실습할 수 있도록 기회를 제공하고 그 과정을 관찰함과 동시에 피드백을 통한 수정과 보완이 이루어지도록 도와줌
- 많은 수의 대상자가 참여할수록 효과적임
- 가장 최근의 이론적 근거를 바탕으로 진행되어야 함

- **집단토의**

① 정의

- 참여자들이 특정 주제에 대하여 서로의 의견을 교환하면서 하나의 의견을 도출해내는 방법

② 내용

- 일방적인 지식과 전달 방법은 없음
- 모든 참여자가 능동적으로 참여해야 함
- 토론의 참여 기회가 많기 위해서는 참여자의 수는 10명 내외가 적당함

- **패널토의**

① 정의

- 청중 앞에서 자유롭게 의견 교환하며 토론함
- 청중은 비전문가이나 사회자와 참여자는 전문가임

② 내용

- 비전문가인 청중들이 새로운 지식과 정보를 획득할 수 있음
- 제한된 시간이 있음
- 사회자는 토의되는 내용을 짧은 시간에 요약하여 이해하고 파악하면서 진행해야 함

3) 보건교육의 방법에 따른 장 · 단점

방법	장점	단점
심포지엄	특정 주제에 대한 깊이 있는 접근 가능 문제의 전체적인 부분과 구체적인 부분까지 이해 가능	참여자들의 발표내용이 중복될 수 있음
브레인스토밍	다양한 문제를 주제로 삼을 수 있음 따로 준비해야 할 장비가 없음	제대로 진행되지 않으면 시간이 낭비됨 기발한 아이디어를 제공해야 한다는 부담이 될 수 있음
시범	대상자들의 흥미를 유발할 수 있음 학습 내용을 실제 적용하는 데 유리함	많은 대상자가 있을 때 어려움 특정한 방비와 장소가 마련되어 있어야 함
배심 토의	전문가와 대상자들이 함께 토의하여 문제를 해결함	전문가 위촉에 어려움이 있음 청중이 비전문가일 경우 토론내용을 이해하기 어려움

보건교육은 지역사회에서 진행되는 보건교육의 종류와 각 보건교육에 대한 개념을 정리하고 교육방법에 따른 장점과 단점으로 내용을 구성하였다. 주로 출제되는 문제는 상황별 적합한 보건교육/보건교육 별 개념 정리/보건교육의 목적 등에 대한 문제들이 출제되고 있다.

example.

Q. 다음 보건교육 중 시범교육에 대한 설명은 무엇인가?

Q. 다음 중 심포지엄에 관해 설명하고 있는 것은 무엇인가?

02장 | 산업보건

01 산업보건

1) 산업장 보건관리

- **사업장 내 보건관리실**

① 건강관리

- 일차예방 : 근로자의 건강증진과 건강 문제 발생 위험으로부터의 예방을 목적으로 함
- 이차예방 : 질병이 이미 진행되어 조기발견, 치료, 더 진행됨을 예방하는 것을 목적으로 함
- 삼차예방 : 건강회복, 개개인의 기능 수준을 최대한으로 할 수 있도록 돕는 것을 목적으로 함

〈예방전략 프로그램〉

일차예방	이차예방	삼차예방
• 건강증진 • 보건교육 • 예방접종 • 금연 • 체중관리 • 스트레스관리 • 질병예방	• 일반건강진단 • 정밀건강진단 • 응급처치 • 유해요인 파악	• 만성질환 모니터 • 치료 및 재활

② 효과적인 건강관리실

- 모든 기록의 정확한 보관이 체계적으로 이루어져야 함
- 건강관리실 이용의 명확한 이용 절차 안내가 필요함
- 방문자 관리에 대한 매뉴얼 작성 및 관리가 이루어져야 함
- 건강관리실의 약품, 설비 등 관리와 유지 및 점검과 관리에 대한 체계가 마련되어야 함
- 건강관리실 내 포스터, 사진, 책자, 홍보물 등의 게시해야 함
- 대상자 간호 시 투약 및 처치, 상담과 교육, 2차 의료기관으로의 의뢰가 필요한지 판단이 필요함
- 깨끗하고 청결하게 운영되어야 함
- 시설과 비품을 부족하지 않게 확보해야 함

2) 산업장 보건관리자

- **보건관리자의 자격(산업안전보건법 시행령 별표6 제18조 관련)**

① 의료법에 따른 의사

② 의료법에 따른 간호사

③ 법 제52조의 2 제2항에 따른 산업보건 지도사

④ '국가기술자격법'에 따른 산업위생관리산업기사 또는 대기환경산업기사 이상의 자격을 취득한 자

⑤ '국가기술자격법'에 따른 인간공학기사 이상의 자격을 취득한 자

⑥ '고등교육법'에 따른 전문대학 이상의 학교에서 산업보건 또는 산업위생 분야의 학과를 졸업한 자

- **보건관리자의 역할**

① 수행한 업무에 대해 그 내용의 기록을 하고 유지한다.

② 사업장 순회점검 및 지도를 하고 필요한 조치에 대해 건의한다.

③ 안전보건관리규정에서 정한 업무를 수행한다.

④ 위험성 평가에 관한 조언과 지도를 한다.

⑤ 보건교육 계획을 수립하고 시행에 관한 조언과 지도를 한다.

⑥ 산업재해 발생의 원인을 분석하고 재발 방지를 위한 조언과 지도를 한다.

⑦ 산업재해에 관한 통계, 관리, 분석을 위한 조언과 지도를 한다.

⑧ 보건관리자가 의사, 간호사인 경우 근로자 보호를 위한 의료행위

- 응급처치
- 부상 및 질병의 악화를 방지하기 위한 처치
- 건강진단 결과 발견된 질병자에 대한 지도 및 관리
- 의약품 투여
- 흔한 외상에 관한 근로자의 치료

산업보건은 지역사회의 산업장에서 진행되는 보건관리, 보건관리자의 역할, 산업장에서 발생할 수 있는 질환과 그에 따른 처치 등에 관하여 내용을 구성하였다. 주로 출제되는 문제는 산업장 내 건강관리실의 효과적인 운영/산업장 내 건강관리 등에 대한 문제들이 출제되고 있다.

example.

Q. 다음 중 산업장 보건관리자의 역할을 잘 설명한 것은?

Q. 효과적인 건강관리실에 대한 설명으로 거리가 먼 것은?

03 장 | 환경보건

01 환경보건

1) 대기와 건강

- **기후의 3대 요소**

① 온도

- 생활에 적정한 온도 : 18~20℃
- 지상으로부터 1.5m에서의 대기온도

② 습도

- 공기 중 포함된 수증기량을 표시
- 40–70%

③ 바람(기류)

- 실외에서는 기압의 차이, 실내에서는 온도의 차이로 발생함
- 초당 기류의 속도 표시 : m/sec
- 자연환지의 원동력

- **기후와 관련된 용어 정리**

용어	내용
온열요소	온도+습도+바람+복사열, 체온조절에 필요한 요소를 말함
기온역전	대기오염 발생의 원인이 되는 요인으로 상부층 온도가 하부층 기온보다 높아지는 경우
복사열	적외선에 의한 열
연교차	일 년 중 가장 높은 기온과 가장 낮은 기온의 차이
일교차	하루 중 가장 높은 기온과 가장 낮은 기온의 차이
불쾌지수	온도가 높을 때 습도도 같이 높아져 느껴지는 불쾌감
불감기류	느껴지지 않는 기류

- **대기오염과 건강**

① 대기오염 물질

- 일산화탄소(CO)
  – 무색, 무취의 가스로 불완전연소 시 발생

– 도로 주변, 자동차의 배기가스 등
– 인체 내에서 산소운반 기능을 감소시킴

- 이산화탄소(CO_2)
  – 대기 중 0.03%, 실내공기 오염의 기준 0.1%
  – 군집독의 원인이 됨
  – 대기 중 이산화탄소의 농도가 2배 증가하면 지표 온도가 3도 증가함
- 오존(O_3)
  – 무색, 무미의 기체로 냄새 발생
  – 독성이 있음
  – 고농도 시 기침, 호흡곤란 등
  – 어린이가 성인에 비해 민감하며 노약자와 호흡기질환자에게 영향
- 질소(N_2)
  – 대기 중 78%
  – 잠함병 관련
- 아황산가스(SO_2)
  – 산성비의 원인

② **대기오염과 환경**

- 군집독 : 환기 불량으로 두통과 어지러움, 구토 및 불쾌감을 느낌
- 열섬현상 : 도시 중심의 기온이 도시 바깥의 기온보다 높아지는 현상(heat island)
- 온실효과 : 대기 온도를 상승시키는 작용
- 산성비 : 아황산가스(SO_2)의 원인으로 동식물의 성장에 영향을 주며 호흡기계의 질환 발생
- 엘니뇨 현상 : 해수면의 온도가 상승하는 현상
- 라니냐현상 : 엘니뇨와 반대되는 현상으로 저수온 상태
- 폭염
  – 폭염주의보 : 하루 중 가장 높은 기온이 33℃ 이상인 상태가 2일 이상 지속될 때
  – 폭염경보 : 하루 중 가장 높은 기온이 35℃ 이상인 상태가 2일 이상 지속될 때

2) 물과 건강

● 수질의 기준

① 일반세균

- 검수 1mL에 100마리 이하의 세균이어야 함
- 대장균, 효모, 사상균 등을 포함한 세균을 말함

• 일반세균은 정수처리 공정의 처리효율에 대한 지표가 됨

② 대장균군

• 물 100mL 중 1마리도 검출되지 않아야 함

• 분변 오염의 지표, 수질오염의 지표가 됨

• 대장균의 검출은 상수 처리에서의 문제가 생겼거나 상수 처리 후 오염을 의미함

③ 불소

• 건강상 유해영향 무기물질

• 충치 예방에 유효하나 높은 농도는 각종 영양소의 대사 방해

④ 용존산소(DO)

• 물속에 녹아있는 산소

• 물의 오염을 나타내는 지표

⑤ 생물학적 산소요구량(BOD)

• 미생물에 의해 소비되는 산소량

• 수질오염의 지표가 됨

• BOD가 높으면 DO가 낮음, BOD가 낮으면 DO가 높음

* 생물학적 산소요구량(BOD) : 수질오염의 지표

– 생물학적 산소요구량이 많다는 것은 수질에 유기물이 다량 함유되어 있음을 의미함

– 생물학적 산소요구량이 많다는 것은 수중에 부패성 유기물이 많이 포함되어 있음을 의미함

– 생물학적 산소요구량이 많다는 것은 상대적으로 용존산소가 낮아진다고 해석할 수 있음

● **수질오염의 영향**

① 신체에 대한 피해

• 수인성 질병 : 장티푸스, 파라티푸스, 세균성 이질, 콜레라 등

• 기생충 감염증 : 간흡충증, 폐흡충증 등

• 화학물질에 의한 중독

– 미나마타병(메틸수은에 오염된 어패류 섭취 시)

– 이타이이타이병(카드뮴)

② 생태계에 대한 피해

③ 물의 이용 저해

④ 경제적 손실

3) 식품과 건강

- **식중독**

① 감염형 식중독

- 종류와 특징

종류	특징
살모넬라식중독	– 장내세균(살모넬라균), 위장관으로 침투한 균에 의해 발생하는 식중독 – 발병시기 : 8~48시간 – 증상 : 복통, 설사, 구토, 발열 – 예방 : 조리 후 가급적 빠른 시간 내에 섭취, 5℃ 이하 보관
장염비브리오식중독	– 해수 세균 – 발병시기 : 평균 12시간 – 증상 : 설사, 구토, 복통, 발열 – 원인 : 어패류, 생선회, 고등어, 조개 등
장출혈성대장균식중독	– O157 – 발병시기 : 12~72시간 – 증상 : 설사, 복통, 발열, 구토, 출혈성대장염, 용혈성요독증후군, 혈전성혈소판감소증 – 원인 : 햄, 치즈, 소시지, 두부 등 – 예방 : 조리기구의 구분, 생육과 조리된 음식 구분 등

② 감염형 식중독

- 종류와 특징

종류	특징
포도상구균	– 가장 흔히 볼 수 있는 식중독 – 증상 : 구토, 설사, 복통 – 원인 : 포도상구균(원인균), 비위생적인 음식 관리 – 발병시기 : 1~5시간 – 증상 : 구토, 설사, 복통, 오심 – 원인식품 : 육류 및 가공 등, 도시락, 김밥, 과자, 유제품 등 – 예방 : 청결한 위생, 기구와 기기 등 청결히 유지, 5℃ 이하 보관
보툴리늄균	– 신경계 증상으로 사망하는 가장 치명적인 식중독 – 발병시기 : 8~36시간 – 원인식품 : 통조림, 햄, 소시지, 레토르트 식품, 생선 등 – 증상 : 현기증, 두통, 신경장애, 호흡곤란 등

- **자연독식중독**

① 동물

- 조개
  - 독소 : 미틸로톡신
  - 증상 : 신경계 증상인 호흡중추 마비로 사망
- 굴
  - 독소 : 베네루핀
  - 증상 : 출혈, 혈변, 오심과 구토
- 복어
  - 독소 : 테트로도톡신
  - 증상 : 호흡곤란, 호흡마비, 독소는 내장에 가장 많음

② 식물

- 감자
  - 독소 : 솔라닌
  - 증상 : 복통과 의식장애
- 버섯
  - 독소 : 무스카린
  - 증상 : 위장관 증상 및 근육의 경직
- 매실
  - 독소 : 아미그달린
  - 증상 : 위장관 증상 및 호흡곤란
- 쌀, 보리
  - 독소 : 아플라톡신
  - 증상 : 간 기능에 영향
- 알곡
  - 독소 : 에르고톡신
  - 증상 : 곰팡에서 생성됨

4) 폐기물 관리

- **폐기물 관리 방법**

① 소각법

- 가장 많이 사용되는 폐기물 처리 방법
- 위생적으로 폐기물을 관리할 수 있음

• 불완전 소각 시 다이옥신 발생으로 인하여 공기오염의 우려

② 매립법

• 폐기물을 모아 묻는 방법
• 처리 비용이 적어 경제적임
• 지하수 오염의 우려가 있어 이를 최소화하는 것이 매립법의 핵심

③ 퇴비법

• 미생물에 의해 퇴비로 이용

● 의료폐기물의 종류

① 격리의료폐기물

• 감염병으로부터 타인을 보호하기 위해 격리된 사람의 의료행위에서 발생한 일체의 폐기물

② 위해의료 폐기물

• 조직물류 폐기물 : 동물의 조직, 장기, 기관, 혈액, 고름 등
• 병리계 폐기물 : 시험과 검사 등에서 사용된 폐기물
• 손상성 폐기물 : 주삿바늘, 봉합바늘, 수술용 칼날, 한방 침, 치과용 침 등
• 생물 · 화학 폐기물 : 폐항암제, 폐화학치료제, 폐백신
• 혈액오염 폐기물 : 폐혈액백, 혈액투석 시 사용된 폐기물

③ 일반의료 폐기물

• 혈액, 체액, 분비물, 배설물이 함유된 탈지면, 붕대, 거즈, 일회용 기저귀 등

> 환경보건은 환경오염과 유해화학물질 등이 국민건강에 미치는 영향을 이해하도록 대기와 건강, 식품과 건강, 물과 건강, 폐기물 관리에 관한 내용으로 구성하였다. 주로 출제되는 문제는 대기오염의 원인/산성비의 원인/실내공기 오염의 원인/불쾌지수와 개념/군집독의 개념/수질기준/ 식품의 독소 등에 대한 문제들이 출제되고 있다.
>
> example.
>
> Q. 다음 중 기온역전을 설명하고 있는 것은 무엇인가?
>
> Q. 다음 중 수질오염의 지표가 되는 것은 무엇인가?
>
> Q. 다음 중 독소형 식중독에 해당하는 것은 무엇인가?

04 장 | 보건행정

01 보건의료체계

1) 보건의료체계의 유형

- **자유방임형**

① 특징

- 의료인이나 의료기관을 선택할 수 있는 최대한의 자유가 허용되는 체계
- 상대적으로 국가에 의한 선택의 제한이 국한되지 않음
- 대표적으로 미국과 일본, 그리고 우리나라가 이에 해당함

② 장점과 단점

- 장점 : 건강 상태에 따라 본인이 의료인과 의료기관을 선택할 수 있는 재량권이 있음
- 단점 : 의료자원에 따른 지역 간 불균형, 높은 의료비

- **사회보장형**

① 특징

- 국가보건서비스(National Health Service, NHS)라고도 함
- 보건의료서비스가 국가의 보건보직 및 세금과 의료보험료에 의해 이루어짐
- 대표적으로 영국, 덴마크, 노르웨이, 뉴질랜드 등이 이에 해당함

② 장점과 단점

- 장점 : 국가가 국민의 건강과 의료기관을 포괄적으로 관리
- 단점 : 의료의 질과 생산성 저하, 포괄적인 관리에 의한 의료서비스의 비효율적

- **사회주의형**

① 특징

- 사회주의 국가에서 취하고 있는 형태의 의료체계
- 의료자원 및 의료서비스의 공정하고 균등한 제공으로 개인의 선택권이 없음
- 대표적으로 러시아가 이에 해당함

② 장점과 단점

- 장점 : 체계적인 의료자원의 활용도가 높으며 예방에 대한 서비스가 체계적임
- 단점 : 의료의 질이 떨어짐

2) 사회보장제도와 의료보장제도

● **사회보장제도**

① 정의

- 다양한 이유로(질병, 사고, 실업, 재해 등) 수입이 중단된 경우의 대처, 퇴직이나 본인 이외의 사망에 의한 부양상실의 대비, 출생과 사망 및 결혼 등 특별한 지출을 감당하기 위한 소득보장 〈사회보험과 관련 서비스, 1942〉
- 사회의 구성원들이 위험에 부딪히는 상황에서 사회가 조직을 통해 적절한 관리를 하는 보장 〈사회보장에의 접근, 1942〉

② 기능

- 최저생활 보장 : 최소한의 생리적 차원에서의 생활 수준을 보장
- 소득분배 기능 : 시간적 소득분배와 사회적 소득분배
- 경제적 기능 : 국민경제의 성장
- 사회적 기능 : 국민의 생활을 안정시키는 정책을 목적으로 하며 국민의 요구와 이해대립을 조정

● **의료보장제도**

① 정의

- 국민건강을 보호하여 건강권을 지키고 동시에 국가가 보건의료서비스를 체계적으로 제공하는 것

② 기능

- 건강 관련 문제를 개개인의 문제가 아닌 전체적인 사회적 연대의 책임으로 해결
- 궁극적인 목표는 사회를 구성하는 개개인 누구나 건강한 삶을 누리도록 하는 데 있음

02 우리나라의 의료보장제도

1) 국민건강보험제도

● **국민건강보험제도의 역사**

① 1961년 12월 의료보험법 제정

② 1988년 01월 농어촌지역 의료보험 확대 실시

③ 1999년 02월 국민건강보험법 제정

④ 2001년 07월 5인 미만 사업장 근로자 직장가입자 편입

⑤ 2005년 07년 노인장기요양보험 시범사업 실시

⑥ 2008년 07월 포괄수가제 병 · 의원급 의료기관 적용
⑦ 2014년 04월 건강공단, 담배회사 상대로 손해배상청구소송 제지
⑧ 2015년 01월 간호 · 간병통합서비스 보험급여 적용

- **국민건강보험의 기능**

① 의료보장 기능
- 국민 개개인 누구에게나 형평에 맞는 적정 수준의 급여를 제공
- 모두에게 필요한 기본적이며 기초적인 의료를 보장

② 사회연대 기능
- 소득과 경제적 능력에 따른 부담
- 가입자 모두에게 균등하게 급여를 제공
- 사회적 연대와 사회통합을 강화하는 기능

③ 소득재분배 기능
- 누구나 개인의 능력에 따른 부담으로 일정한 재원을 마련
- 마련된 일정한 재원을 통해 질병의 치료 부담비를 경감

- **국민건강보험제도의 내용**

① 적용 대상
- 국내 거주하는 모두(의료급여 대상자 제외)

② 보험급여
- 요양급여
  - 적용 : 진찰, 검사, 약제 지급, 처치 및 수술, 기타 치료, 재활, 입원, 간호, 이송 등
  - 형태 : 현물급여

③ 요양기관
- 의료기관, 약국, 한국희귀의약품센터, 보건소, 보건의료원 및 보건지소

2) 의료급여제도

- **의료급여제도**

① 정의
- 생활이 어려울 정도로 어렵고 능력이 없는 대상자의 의료적 문제를 국가가 보장하는 제도
- 국민의 의료를 보장하는 매우 중요한 제도

② 의료급여 대상자
- 의료급여 수급자, 이재민, 의상자와 의상자 가족, 입양된 아동(18세 미만), 국가유공자,

보훈 보상대상자와 유족 및 가족, 중요무형문화재 자, 새터민과 그 가족, 5.18민주화운동 관련자와 그 유족 및 가족, 노숙인

③ **의료급여기관과 범위**

- 진료 가능 기관 : 1차 의료급여기관 → 2차 의료급여기관 → 3차 의료급여기관
- 1차 의료급여기관
  - 시 · 군 · 구청장에게 신고한 의료기관
  - 보건소
  - 보건의료원 및 보건지소
  - 보건진료소
  - 약국
- 2차 의료급여기관
  - 시 · 도지사가 개설 허가한 의료기관
- 3차 의료급여기관
  - 2차 의료급여기관 중 보건복지부장관이 지정한 의료기관

03 보건의료체계 구성요소

1) 보건의료서비스

● **보건의료서비스의 구성요소**

① **접근용이성** : 의료서비스가 필요한 대상자들이 의료서비스를 쉽게 이용할 수 있도록 접근의 방법과 가격이 적절해야 함

② **질** : 의료서비스의 질이 전문적이어야 하며 서비스 요구자 누구에게나 수용 가능한 수준이어야 함

③ **지속성** : 의료서비스의 성격이 상호조정이 가능하여 지속적으로 유지되어야 함

④ **효율성** : 의료서비스의 제공이 평등하고 적정한 보상이 이루어져 효율적으로 관리되어야 함

2) 보건의료조직

● **중앙행정조직**

① 보건복지부

② 보건복지부 소속 및 관련 기관

- 질병관리본부, 국립보건연구원, 국립검역소, 국립정신병원, 국립소록도병원, 국립재활병원, 국립결핵병원, 동산관리원, 식품의약품안전처, 국립암센터

● **지방행정조직**

① 보건소 등

• 보건소 : 시 · 군 · 구별 1개소 설치

– 공공보건기관인 보건소의 인력은 의무, 치무, 약무, 보건, 간호, 의료기술, 식품위생, 영양, 보건통계 및 전산 등

– 전문인력 : 의사, 한의사, 치과의사, 간호사 등

– 전문인력 외 : 영양사, 위생사, 통계 및 전산기사, 사회복지사, 간호조무사 등

– 보건소장은 의사의 면허를 가진 자, 또는 최근 5년 이상 보건 등의 업무와 관련한 경력이 있는 직군으로 보건, 의무, 약무, 간호, 식품위생, 의료기술직 등

• 보건지소 : 읍 · 면별 1개소 설치

– 업무 : 진료업무, 예방업무, 행정업무

• 보건진료소 : 리 단위의 오지 및 벽지에 설치

– 보건의료 취약지역의 주민들에게 일차적인 보건의료서비스를 효율적으로 제공하기 위해 설치

– 보건 진료 전담 공무원의 업무(농어촌 등 보건의료를 위한 특별조치법 시행령 제14조)

: 상병 상태를 판별하기 위한 진찰 및 검사

: 환자 이송, 외상 등 흔히 볼 수 있는 환자의 치료 및 응급조치가 필요한 환자에 대한 응급처치 : 상병의 악화 방지를 위한 처치

: 만성병 환자의 요양지도 및 관리

: 정상분만 시의 분만개조

: 예방접종

: 위 상황의 의료행위에 따르는 의약품 투여

보건행정은 보건 의료체계의 유형, 사회보장제도와 의료보장제도, 우리나라의 국민건강보험제도에 관한 내용으로 구성하였다. 주로 출제되는 문제는 보건소의 기능/ 우리나라 국민건강보험제도/ 보건의료서비스의 구성요소 등에 대한 문제들이 출제되고 있다.

example.

Q. 다음은 보건의료서비스의 구성요소 중 무엇을 설명하고 있는가?

Q. 다음이 설명하는 보건 의료체계의 유형은 무엇인가?

PART
03

공중보건학개요

01 장 | 질병관리사업

01 만성질환관리사업

1) 만성질환

● **만성질환의 특징**

① 원인이 명확하지 않음

② 완치보다는 장기적인 관리가 중요함

③ 연령이 증가할수록 만성질환 유병률이 비례함

④ 3개월 이상의 경과 기간을 가지는 것이 특징임

⑤ 호전과 악화를 반복하면서 꾸준한 자기 관리가 필요함

⑥ 식습관, 흡연, 음주, 기저질환, 수명의 증가 등이 원인이 됨

● **주요 만성질환**

① 고혈압

• 정의 : 수축기혈압 130mmHg 이상 혹은 이완기혈압 80mmHg 이상

• 치료의 목표 : 130/80mmHg 미만으로 조절

• 고혈압의 진단 기준

분류	수축기혈압	이완기혈압	생활습관
정상	〈120	and〈80	교정 불필요
주의	120~129	or 80	
고혈압 전 단계	130~139	or 80~89	단일약물 또는 복합제
고혈압	≧140	or≧90	복합약물

출처 : 대한고혈압학회,2018

• 고혈압관리사업

– 목적 : 모든 성인이 혈압을 정기적으로 측정하여 정상으로 관리, 심뇌혈관질환을 예방

– 목표 : 유병률, 혈압측정률, 생활습관 개선

– 사업 : 방문건강관리사업, 사례관리서비스, 대국민 고혈압관리사업 등

② 당뇨병

• 정의 : 제1형 당뇨병과 제2형 당뇨병으로 구분

• 임신성당뇨병 : 임신 후반기 임부에게 발생하는 당뇨병

- 당뇨병의 진단기준
  - 공복혈장혈당 ≥126mg/dL(8시간 이상 칼로리 섭취가 없는 상태)
  - 무작위 혈장 혈당 200mg/dL 이상일 경우
  - 식후 2시간 혈장 혈당 ≥200mg/dL
- 당뇨병관리사업
  - 목적 : 당뇨병 환자와 발병 위험군의 삶의 질 향상
  - 목표 : 조기진단
  - 사업 : 심뇌혈관관리사업에 포함

③ 심뇌혈관질환

- 예방관리를 위한 생활습관
  - 반드시 금연하도록 한다.
  - 음주는 하루 한두 잔 이하로 줄이도록 한다.
  - 매일 30분 정도의 시간을 확보하여 운동하도록 한다.
  - 뇌졸중이나 심근경색의 응급 증상들을 미리 숙지하여 발생 시 바로 의료기관에 가도록 한다.
  - 스트레스를 피하고 안정된 마음으로 생활하도록 한다.
  - 자극적인 음식을 피하고 채소와 과일 등을 충분히 섭취하도록 한다.

2) 정신건강질환

● 마약중독자치료

① 마약중독자 치료보호사업

- 마약에 대한 의존성을 극복하고 재발을 방지하여 정상적인 사회인으로 복귀할 수 있도록 지원

● 중앙자살예방센터

① 주요사업

- 생명존중 문화를 조성하여 자살률의 증가를 막음
- 전문적인 자살예방사업 지원하고 사회 각계의 자살예방 활동을 지원함

02 감염병 관리

1) 감염병관리의 이해

- **감염병관리의 개념**

① 정의

- 20세기 위생환경 개선으로 감염병은 위험한 질환이 아닌 듯하였으나 최근 신종 감염병들의 출현으로 사회적 문제로 대두되고 있음
- 예방접종과 항생제로 관리되는 질환

② 감염병 발생 현황

- 생활수준 및 개인위생 관리의 질적 향상으로 감염병의 발생도 감소
- 환경오염과 온난화로 신종 감염병은 증가
- 디프테리아, 폴리오, 발진티푸스 등은 최근까지 보고되지 않음
- A형간염은 지속적으로 발생하고 있음
- 결핵은 우리나라가 사망률 1위

〈우리나라 결핵환자 현황〉

연도	2015	2016	2017	2018
환자 수	40,847명	39,245명	36,044명	33,796명

출처 : 질병관리본부, 2018

2) 법정감염병의 종류

- **제1급 감염병**

① 신고주기 : 즉시

② 정의 및 종류

정의	생물테러감염병 또는 치명률이 높거나 집단 발생 우려가 커서 발생 또는 유행 즉시 신고하고 음압격리가 필요한 감염병
종류	에볼라바이러스, 마버그열, 라싸열, 크리미안콩고출혈열, 남아메리카출혈열, 리프트밸리열, 두창, 페스트, 탄저, 보툴리눔독소증, 야토병, 신종감염병증후군, 중증급성호흡기증후군(SARS), 중동호흡기증후군(MERS), 동물인플루엔자, 인체감염증, 신종인플루엔자, 디프테리아

- **제2급 감염병**

① 신고주기 : 24시간 이내

② 정의 및 종류

정의	전파가능성을 고려하여 발생 또는 유행 시 24시간 이내에 신고하고 격리가 필요한 감염병
종류	결핵, 수두, 홍역, 콜레라, 장티푸스, 파라티푸스, 세균성이질, 장출혈성대장균감염증, A형간염, 백일해, 유행성이하선염, 풍진, 폴리오, 수막구균 감염증, B형 헤모필루스 인플루엔자, 폐렴구균 감염증, 한센병, 성홍열, 반코마이신내성황색포도알균(VRSA) 감염증, 카바페넴내성장내세균속균종(CRE) 감염증

② 신고주기 : 24시간 이내

- **제3급 감염병**

① 신고주기 : 24시간 이내

② 정의 및 종류

정의	발생 또는 유행 시 24시간 이내에 신고하고 발생을 계속 감시할 필요가 있는 감염병
종류	파상풍, B형간염, 일본뇌염, C형간염, 말라리아, 레지오넬라증, 비브리오패혈증, 발진티푸스, 발진열, 쯔쯔가무시증, 렙토스피라증, 브루셀라증, 공수병, 신증후군출혈열, 후천성면역결핍증(AIDS), 크로이츠펠트-야콥병(CJD) 및 변종크로이츠펠트-야콥병 (vCJD), 황열, 뎅기열, 큐열, 웨스트나일열, 라임병, 진드기매개뇌염, 유비저, 치쿤구니야열, 중증열성혈소판감소증후군(SFTS), 지카바이러스 감염증

- **제4급 감염병**

① 신고주기 : 7일 이내

② 정의 및 종류

정의	제1급~제3급 감염병 외에 유행 여부를 조사하기 위해 표본감시 활동이 필요한 감염병
종류	인플루엔자, 매독, 회충증, 편충증, 요충증, 간흡충증, 폐흡충증, 장흡충증, 수족구병, 임질, 클라미디아 감염증, 연성하감, 성기단순포진, 첨규콘딜롬, 반코마이신내성장알균 (VRE) 감염증, 메티실린내성황색포도알균(MRSA) 감염증, 다제내성녹농균(MRPA)감염증, 다제내성아시네토박터바우마니균 (MRAB) 감염증, 장관감염증, 급성호흡기감염증,해외유입기생충감염증, 엔테로바이러스감염증, 사람유두종바이러스 감염증

- **기생충감염병**

① 정의 및 종류

정의	기생충에 감염되어 발생하는 감염병 중 보건복지부장관이 고시하는 감염병
종류	회충증, 편충증, 요충증, 간흡충증, 폐흡충증, 장흡충증

- **세계보건기구감시대상감염병**

① 정의

- 세계보건기구가 국제공중보건의 비상사태에 대비하기 위하여 감시대상으로 정한 질환으로서 보건복지부장관이 고시하는 감염병

● **생물테러감염병**

① 정의

- 고의 또는 테러 등을 목적으로 이용된 병원체에 의하여 발생한 감염병 중 보건복지부장관이 고시하는 감염병

● **성매개감염병**

① 정의

- 성접촉을 통하여 전파되는 감염병 중 보건복지부장관이 고시하는 감염병

● **인수공통감염병**

① 정의

- 동물과 사람 간 서로 전파되는 병원체에 의하여 발생하는 감염병 중 보건복지부장관이 고시하는 감염병

● **의료관련감염병**

① 정의

- 환자나 임산부 등 의료행위를 적용받는 과정에서 발생하는 감염병
- 감시활동이 필요하여 보건복지부장관이 고시하는 감염병

3) 감염병의 관리

● **신고와 보고 의무**

① 의료기관의 장 : 보건소장에게 신고

② 부대장 : 관할 보건소장에게 신고

③ 보건소장 : 관할 특별자치도지사 또는 시장 · 군수 · 구청장에게 보고

④ 그 밖의 신고 의무자

- 일반 가정에서는 세대주, 세대주가 부재인 경우 세대
- 학교, 병원, 관공서, 회사, 공연장, 예배장소, 선박 및 항공기 등 운송수단, 음식점, 숙박업소 또는 여러 사람이 모이는 장소의 관리인과 경영자 또는 대표자

● **감염병환자의 관리**

① 입원치료

- 전파 위험이 큰 감염병 환자

② 자가 및 감염병 관리시설에서 치료

- 감염병에 걸렸거나 전파될 우려가 있는 사람

③ 예방조치

- 관할 지역에 대한 교통의 전부 및 일부를 차단
- 감염병 전파의 위험성이 있는 음식물의 판매와 수령 금지
- 다수가 모이는 장소에 의사 배치
- 감염병 예방에 필요한 시설의 설치
- 공중위생에 관계있는 시설과 장소에 대하여 소독

④ 예방접종

- 보건소를 통해 정기예방접종 실시

질병관리사업은 우리나라 의료기술의 발달과 경제 성장, 생활 패턴 변화, 특히 고령화에 따라 만성질환의 비중이 증가 추세로 변화되고 있다. 이에 만성질환, 감염병, 정신질환 등 종류와 증상 및 효과적인 관리와 간호에 관한 내용으로 구성하였다. 주로 출제되는 문제는 만성 퇴행성질환의 종류와 증상 및 간호/감염병의 종류와 특성에 대한 문제들이 집중적으로 출제되고 있다.

example.

Q. 다음 중 제2군 법정감염병에 해당하지 않는 것은?

Q. 다음 중 만성 퇴행성질환의 원인끼리 묶인 것은?

02장 | 지역사회간호

01 지역사회간호

1) 지역사회간호사업의 이해

● **지역사회 간호사업**

① 범위

- 학교간호, 만성질환관리, 환경위생, 산업간호, 보건교육, 노인보건, 모자보건, 보건영양

② 원칙

- 간호사업 시 지역 내 다양한 단체를 활용한다.
- 간호사업이 해당 지역 전체에 흡수되어 영향력을 미쳐야 한다.
- 간호사업을 홍보하고 지역사회 내 주민들의 적극적인 참여가 필요하다.
- 간호사업 시 예상되는 비용과 소용되는 인력의 범위를 미리 파악한다.
- 간호사업 시 관련된 법령을 확인하고 진행 시 고려되어야 한다.
- 간호사업 시 규정과 업무 지침을 마련한 후 준수하면서 진행해야 한다.

③ 지역사회 간호사의 역할

역할	기능
관리자	지역사회 간호사업을 위한 기획 및 조사, 연구, 평가 등을 담당함
간호제공자	지역사회의 해결해야 할 간호문제에 대해 간호계획을 세우고 직 · 간접적 간호를 수행함
관찰자	지역사회 내에서 일어나는 위험요인과 발생할 수 있는 질병을 예측하여 환경조사 등 대책을 마련함
대변자	지역사회 내 주민의 건강 관련 요구도를 파악하여 대신하여 그들의 권리를 찾아주는 역할을 함
상담자	전문적인 지식과 기술을 바탕으로 지역사회 내 주민들에게 건강문제 해결에 관한 정보를 제공하여 스스로 해결할 수 있도록 도우며 수시로 상담함
촉진자	지역사회 내 간호사업을 시행하는 기관과 전문가가 서로 쉽게 접근할 수 있도록 방안을 모색하여 촉진하는 역할을 함
알선자	지역사회 내 주민들의 건강관련 요구를 다양한 각계의 분야와 연결하여 의뢰하는 역할을 함

④ 지역사회 간호사의 가정방문

- 방문시기 결정 : 서로가 편한 시간으로 사전 미리 약속된 시간이어야 함
- 가정방문 가방
  - 필요한 필수 기구 및 물품을 청결하고 찾기 쉽게 정돈

– 부족한 물품이 없도록 항상 카운트함
– 개인적인 사물은 넣지 않도록 함
– 오물은 소각하고 항상 오염되지 않도록 함
– 각 약물에 품명과 용도가 정확히 기재되어 있어야 함

• 대상자 우선순위
– 감염자보다 감염이 되지 않은 대상자부터 먼저
– 개인보다 집단을 먼저
– 만성질환자보다 급성질환자를 먼저

• 가정방문의 장점
– 라포형성을 통해 포괄적이며 전인적인 간호 제공이 가능
– 가정환경을 간호의 자료수집으로 하여 정확하고 차별화된 간호 제공이 가능
– 보건교육 시 실제 환경에서 실제 물품을 가지고 시범이 이루어져 실천에 옮기기 용이함
– 이동이 곤란한 대상자들에게 적합함
– 대상자들의 시간적, 경제적 비용 절감

• 가정방문의 단점
– 간호제공자의 시간과 비용이 발생함
– 기타 전문가들의 의견을 듣기는 어려움
– 타인이 가정에 방문한다는 사실이 대상자에게 부담일 수 있음
– 동일한 건강문제를 가진 대상자들끼리 정보 공유의 기회가 없음

2) 지역사회간호행정

● 보건행정

① 의료전달체계

• 사회보장 : 국민 보호와 국민 생활의 질 향상을 위한 사회보험, 사회복지서비스를 제공하는 제도

• 의료보장 : 개인의 능력으로 해결하기 힘든 건강문제를 국가가 사회적 책임으로 해결하여 국민 누구나 건강한 삶을 영위할 수 있도록 하는 복지제도

• 건강보험
– 누구에게나 보험급여의 균등한 혜택을 적정 수준으로 제공
– 모두에게 필요한 기본적인 의료를 적정한 수준까지 보장

key point 모든 보건의료제도의 목표는 국민의 요구가 있을 때 양질의 의료를 제공하기 위함

② 보건의료서비스

• 서비스의 구성요소

구성요소	내용
접근성	의료서비스의 이용을 위한 접근성이 용이해야 함 – 교통이 편리한 곳 – 종교나 정치적 목적의 건물이 없는 곳 – 냉, 난방 등 환기와 위생이 건강에 안전한 곳 – 대상자가 쉽게 찾을 수 있는 곳 – 화장실과 수도시설 등 이용이 용이한 곳
질	서비스의 질이 전문적이어야 하고 개개인별에 수용하기에 차별성이 있어야 함
지속성	개인을 상태를 중심으로 한 중점적인 의료가 제공되어야 하며 그에 따른 서비스가 조정되어야 함
효율성	서비스의 제공이 평등해야 하며 효율적으로 관리되어야 함

● **보건소의 업무**

① 건강 친화적인 지역사회 환경을 조성

② 지역 보건의료 정책을 위한 기획, 조사, 연구 및 평가

③ 의료인 및 의료기관에 대한 지도 등

④ 정신보건에 관한 사항

⑤ 장애인의 재활사업 및 사회복지 사업

⑥ 지역주민의 보건의료 향상을 위한 사업

⑦ 보건의료 관련한 기관과 협력적인 체계 구축

⑧ 국민보건 향상을 위한 지도 · 관리

● **보건소 간호사의 업무**

① 모성보건

② 영유아보건

③ 나병관리

④ 만성퇴행성질환관리

⑤ 성병관리

⑥ 감염병관리

⑦ 결핵관리

⑧ 가족계획관리

- **보건소 간호조무사의 업무**
  ① 보건소 내의 청결한 환경관리
  ② 환자의 치료 및 간호요구 시 간호사나 전문 의료인에게 의뢰
  ③ 지역사회 내 환경위행을 위협하는 위험요인을 관찰함
  ④ 각종 기록 및 보관에 관한 업무
  ⑤ 가정방문 후 기록하며 그 내용에 대한 보고
  ⑥ 임산부 진료와 간호 시 보조
  ⑦ 영유아의 정기검진 등을 장려하고 결핵사업에 참여하여 대상자에 대한 관리

02 지역사회 간호의 영역

1) 학교보건

- **학교보건의 이해**
  ① 학교보건의 정의
  - 학생과 교직원의 건강을 유지, 증진할 뿐 아니라 학교생활의 안녕을 위하여 학교에서 이루어지는 모든 보건활동

  ② 학교보건의 목적
  - 1차적 목적 : 모든 학생의 건강 유지, 증진 및 자신의 건강에 책임을 다하여 잘 성장함
  - 2차적 목적 : 학생의 건강회복, 학령기 아동의 장애나 질병으로 인한 사망 감소

  ③ 학교보건의 필요성
  - 학교인구의 건강을 향상해 국민 모두의 건강 수준을 향상하기 위함
  - 학습효과가 큰 시기의 보건교육은 평생 건강행동에 영향을 미침
  - 학교는 집단감염에 저항력이 약한 집단이므로 질병의 조기 발견을 통해 일상에 심각한 건강문제를 갖지 않도록 함
  - 지역사회의 중심인 학교 구성원의 건강은 지역사회 건강으로 직결됨

  ④ 학교보건인력
  - 보건교사
  - 학교의사/학교약사
  - 영양교사
  - 행정관계인

- **학교보건실**

① 이용절차

- 효율적인 학교 보건실 이용을 위해 학생들에게 안내해야 할 내용
  - 보건실 이용이 가능한 시간을 게시하고 안내
  - 학생의 상태와 증상을 통한 간호진단명
  - 학생에게 제공된 처치의 내용과 치료의 정도
  - 학생의 건강 문제에 대하여 나눈 상담 내용
  - 추후 보건실 방문에 대한 예정일이 있다면 일시 안내
  - 보건실에서 다른 의료기관으로 의료 조치했을 경우의 사항 등

② 보건실의 시설

- 일반시설
  - 책상, 의자, 기록부와 기록부를 보관할 수 있는 가구, 약장, 물품 보관함, 소독기, 냉장고 등
- 환자안전용시설
  - 침대, 침구류, 칸막이, 보온기 등
- 건강진단시설
  - 신장계, 체중계, 진찰용 의자, 시력표, 눈가리개, 색각검사표, 치과용 거울, 탐침, 핀셋, 펜라이트
  - 청진기, 혈압계, 혈당측정기, 검안경, 스톱워치, 비경 등
- 응급처치시설
  - 구급처치용 침대, 산소기, 찜질기, 목발, 구급낭, 가위, 소독 접시, 이동식 수레, 켈리 등

2) 산업보건

- **산업보건의 이해**

① 산업보건의 정의

- 근로자의 육체적, 정신적, 사회적 건강을 유지하고 증진하기 위해 건강관리, 산업위생관리, 보건교육 제공을 하며 작업환경 및 근로자와 작업 간의 상호작용에 영향을 미칠 수 있는 분야에 간호를 적용하여 근로자의 적정건강수준을 향상하는 것

② 산업보건의 목적

- 일반적인 목적
  - 산업체와 근로자 모두가 자신의 건강을 관리하는 능력을 개발시킴

• 궁극적인 목적
  – 생산성 향상과 작업의 능률을 높이는 것
• AAOHN(American Association of Occupational Health Nurses)
  – 직업병의 예방, 환경과 인간관계, 보건교육과 상담 분야에서의 지식과 기술의 적용

③ 산업간호의 대상
• 근로자
• 작업환경
• 근로자와 작업환경 간의 상호작용

● 산업간호사

① 산업간호사의 역할
• 근로자의 건강상태 확인
• 사업장 건강증진에 대한 간호업무
• 건강진단
  – 일반건강진단 : 통상 근로자의 건강을 관리하고 유지하기 위하여 주기적으로 실시하는 검진
  – 1차 건강진단 : 근로자 모두를 대상으로 하는 검진
  – 2차 건강진단 : 1차 건강진단 결과 건강 질환이 의심되는 근로자를 대상으로 실시하는 검진
  – 특수건강진단 : 건강문제 관련 위험요인이 관찰되는 유해한 환경의 근로자 검진
  – 임시건강진단 : 유해한 환경에서 종사하는 근로자가 천식 등 직업성 질환의 소견이 있을 때 실시하는 검진

● 직업병

① 열사병
• 체온조절 기능 부전으로 인한 직업병으로 온도가 높은 근로 환경에서 발생
• 증상/대책
  – 체온의 급상승과 두통, 어지러움, 무력감, 혈압 상승
  – 급상승한 체온을 하강시키기 위해 서늘한 곳으로 이동

② 열경련
• 수분과 염분의 소실로 수의근에 경련이 발생하는 직업병
• 증상/대책
  – 이명과 현기증, 두통과 호흡곤란, 오심과 구토 등

– 생리식염수를 주사하여 소실된 전해질 보충을 하며 의식이 있는 경우 음료를 제공

– 서늘한 곳으로 이동하여 휴식과 안정을 취하도록 함

③ 난청

- 반복적인 소음의 노출 현장에서 청각세포의 변성으로 인해 발생하는 청력기능 장애
- 증상/대책

– 두통, 현기증, 청력 기능 장애

– 청력을 보호할 수 있는 보호구를 착용하고 소음의 높이는 낮추며 일시적으로라도 작업자 격리

④ 감압병

- 기압이 높은 근로 현장에서 발생하는 장애
- 증상/대책

– 호흡곤란, 관절통, 오심과 구토 등

– 감압

⑤ 레이노드증후군

- 오랜 시간 진동에 노출된 현장에서 발생하는 장애
- 증상/대책

– 청색증과 통증, 혈액순환 장애

– 말초 혈액순환 장애를 도울 수 있는 장갑과 양말 착용, 작업환경 이동

⑥ VDT 증후군 = 컴퓨터 단말기 증후군

- 장시간 컴퓨터, 스마트폰, 모바일 디바이스 등 사용으로 나타나는 장애
- 증상/대책

– 눈의 피로, 충혈, 빛에 민감, 어깨통증, 시력감퇴, 불안, 초조

– 작업환경의 개선이 필요

3) 모자보건

● 모자보건의 이해

① 모자보건의 정의

- 모성과 영유아를 대상으로 신체적, 정신적인 건강을 유지하고 증진하기 위한 보건활동
- 모성 : 초경~ 폐경의 모든 여성, 영유아 : 출생~ 사춘기까지의 모든 남녀가 모자보건의 대상

② 모자보건의 중요성

- 다음 세대에까지 영향을 미치는 건강관리와 질병예방의 효과는 큼

- 모자보건의 대상이 되는 집단의 비율은 전체 인구의 60%를 차지함
- 모자보건의 대상이 되는 집단에 대한 건강관리는 다른 보건사업보다 중요하며 영향력이 큼
- 모자보건의 대상이 되는 집단은 다른 집단보다 건강상 취약하여 질환으로 이어지기 쉬움
- 모자보건의 대상이 되는 집단의 질병이 관리되지 않을 경우 치명률이 높고 후유증 장애의 확률이 높음

● **모자보건사업**

① 산전관리
- 건강한 아이를 출산하기 위한 최상의 건강상태를 유지하기 위함
- 주기적인 건강상태 확인으로 질병을 조기 발견하고 합병증을 예방하기 위함
- 주기적인 건강상태 확인으로 모성사망률과 영아사망률을 최대한 감소시키기 위함

② 산후관리
- 산후 위생상태를 최상으로 유지하여 합병증을 예방하기 위함
- 산후 충분한 영양 공급으로 최상의 건강상태를 유지하기 위함
- 산후 건강한 성생활을 위한 교육을 제공하기 위함
- 산후 필수적인 진료와 건강확인 일정을 인지하도록 하기 위함

③ 영유아 보건사업
- 출생~ 6세 미만 영유아를 위한 예방접종
- 출생~ 6세 미만 영유아를 위한 건강상담
- 출생~ 6세 미만 영유아를 위한 안전관리
- 출생~ 6세 미만 영유아를 위한 영양상담

지역사회간호학은 지역사회 간호에 대한 개념 이해와 개인, 가족, 조직, 집단 및 지역사회를 대상으로 효과적인 건강관리와 건강증진 방법을 제공함이 목적인 과목이다. 본 교재에서는 지역사회 간호의 영역에 해당하는 학교보건(목적과 중요성), 산업보건(목적과 간호사의 역할 및 직업병), 모자보건(정의와 중요성)에 관한 내용으로 구성하였다. 주로 출제되는 문제 : 지역사회간호학에서 주로 출제되는 문제는 지역사회 간호사업에 대한 전반적인 이해를 묻는 문제(주민 참여의 이유, 지역사회 간호사업의 대상, 사업의 목표, 간호의 역할 등), 학교보건, 산업장보건, 모자보건의 중요성 등에 대한 문제들이 출제되고 있다.

example.

Q. 다음 중 산업장에서 실시하는 건강진단에 대한 설명으로 옳은 것은?

Q. 지역사회간호사의 가정방문 순서가 바르게 나열된 것은?

03장 의료관계법규

01 의료법

1) 총칙

● **의료법의 목적**

의료법의 목적은 모든 국민이 수준 높은 의료 혜택을 받을 수 있도록 국민의료에 필요한 사항을 규정함으로써 국민의 건강을 보호 증진하는 데 목적이 있다.

key point ▸ 국민, 건강, 보호, 증진 / 4단어만 확실히!

● **의료인의 종류**

의료법에서 인정하는 의료인의 종류는 의사, 간호사, 한의사, 치과의사, 조산사이다.

key point ▸ 의료인은 총 5종뿐이다.

key point ▸ 치위생사, 물리치료사, 약사, 임상병리사 등 의료인에 속하지 않는 직종을 고르는 문제는 국가고시 단골이다.

● **각 의료인의 임무**

① 의사 : 의료와 보건지도

② 한의사 : 한방 의료와 한방 보건지도

③ 치과의사 : 치과 의료와 구강 보건지도

④ 간호사

- 환자의 간호 요구에 대한 관찰, 자료수집, 간호 판단 및 요양을 위한 간호
- 의사, 치과의사, 한의사의 지도하에 시행하는 진료의 보조
- 간호 요구자에 대한 교육 · 상담 및 건강증진을 위한 활동의 기획과 수행, 그 밖의 대통령령으로 정하는 보건활동
- 간호조무사가 수행하는 업무 보조에 대한 지도

⑤ 조산사 : 조산과 임부, 해산부, 산욕부 및 신생아에 대한 보건과 양호 지도

key point ▸ ①②③의 '의료와 보건지도'를 기준으로 하면 한의사와 치과의사의 임무는 쉽게 정리될 수 있다.

● **의료기관**

'의료기관'이란 의료인이 공중(公衆) 또는 특정 다수인을 위하여 의료 · 조산의 업(이하 "의료업"이라 한다)을 하는 곳으로 구체적으로는 다음과 같다.

① **의원급 의료기관** : 의사, 치과의사 또는 한의사가 외래환자를 대상으로 의료행위를 하는 의료기관. 이에 해당하는 의료기관 : 의원, 한의원, 치과의원(3종)

② **조산원** : 조산사가 조산과 임산부 및 신생아를 대상으로 보건활동과 교육 · 상담을 하는 의료기관

③ **병원급 의료기관** : 의사, 치과의사 또는 한의사가 입원환자를 대상으로 의료행위를 하는 의료기관. 이에 해당하는 의료기관 : 병원, 치과병원, 한방병원, 요양병원, 정신병원, 종합병원(6종)

key point 의료법에서의 의료기관은 위의 ①②③에 해당하는 의료기관만을 말한다. (총 10종)

● **병원과 종합병원**

① 병원

병원, 치과병원, 한방병원, 요양병원은 30개 이상의 병상(병원과 한방병원만 해당) 또는 요양병상(요양병원만 해당하며, 장기입원이 필요한 환자를 대상으로 의료행위를 하기 위하여 설치한 병상을 말한다)을 갖추어야 한다.

key point 치과병원은 병원급에 해당하는 의료기관이나, 30개 이상의 병상을 갖추어야 함에서 제외이다.

② 종합병원

종합병원은 기본적으로 100개 이상의 병상을 갖추어야 한다.

- 100병상 이상 300병상 이하인 종합병원의 경우 내과, 외과, 소아청소년과, 산부인과 중 3개 진료과목, 영상의학과, 마취통증의학과와 진단검사의학과 또는 병리과를 포함한 7개 이상의 진료과목을 갖추고 각 진료과목마다 전속하는 전문의를 둘 것
- 300병상을 초과하는 종합병원의 경우 내과, 외과, 소아청소년과, 산부인과, 영상의학과, 마취통증의학과, 진단검사의학과 또는 병리과, 정신건강의학과 및 치과를 포함한 9개 이상의 진료과목을 갖추고 각 진료과목마다 전속하는 전문의를 둘 것

key point 병원과 종합병원의 병상 수 등 각 기준을 비교할 수 있어야 한다.

● **상급종합병원과 전문병원**

① 상급종합병원

• 정의 : '중증질환에 대하여 난이도가 높은 의료행위'를 전문적으로 하는 종합병원

• 지정 : 보건복지부장관이 종합병원 중에서 지정할 수 있음

• 지정 기준

- (20개) 이상의 진료과목을 갖추고 각 진료과목마다 전속하는 전문의를 둘 것
- 전문의가 되려는 자를 수련시키는 기관일 것

– 보건복지부령으로 정하는 인력 · 시설 · 장비 등을 갖출 것
– 질병군별(疾病群別) 환자구성 비율이 보건복지부령으로 정하는 기준에 해당할 것
– 보건복지부장관은 3년마다 평가를 실시하여 재지정하거나 지정을 취소할 수 있음

② 전문병원

- 정의 : '특정 진료과목이나 특정 질환 등에 대하여 난이도가 높은 의료행위'를 하는 병원
- 지정 : 보건복지부장관이 병원급 의료기관 중에서 지정할 수 있음
- 지정 기준
  – 특정 질환별 · 진료과목별 환자의 구성비율 등이 보건복지부령으로 정하는 기준에 해당할 것
  – 진료과목을 갖추고 각 진료과목마다 전속하는 전문의를 둘 것
  – 보건복지부장관은 전문병원으로 지정받은 의료기관에 대하여 3년마다 평가를 실시하여 전문병원으로 재지정할 수 있다.

  key point 상급종합병원과 전문병원은 보건복지부장관이 지정할 수 있고, 보건복지부장관이 평가하며, 보건복지부장관이 재지정, 취소할 수 있다.

  key point 상급종합병원과 전문병원의 특성을 구분하여야 이해가 쉽다.

2) 의료인

2)–1 자격과 면허

● 의료인과 의료기관장의 의무

– 의료인과 의료기관의 장은 의료의 질을 높이고 의료관련감염을 예방하며 의료기술을 발전시키는 등 환자에게 최선의 의료서비스를 제공하기 위하여 노력하여야 하며 다른 명의로 의료기관을 개설하거나 운영할 수 없다.
– 의료기관의 장은 환자의 권리를 쉽게 볼 수 있도록 게시하여야 하며 각 의료행위자의 신분을 알 수 있도록 명찰을 달도록 지시. 감독하여야 한다.
– 의료인은 일회용 의료기기를 한 번 사용 후 다시 사용하여서는 아니 된다.

● 간호 · 간병통합서비스

① 간호 · 간병통합서비스 : 입원환자를 대상으로 보호자 등이 상주하지 아니하고 간호사, 간호조무사나 그밖에 간병지원인력에 의하여 포괄적으로 제공되는 입원서비스를 말한다.

② 병원급 의료기관은 간호 · 간병통합서비스를 제공할 수 있도록 노력하여야 하며 인력, 시설, 운영 등의 기준을 준수하여야 한다. (국가 및 지방자치단체는 필요한 비용의 전부 또는 일부를 지원할 수 있음)

③ 간호간병통합서비스 제공기관의 임무

- 보호자 등의 입원실 내 상주를 제한하고 환자 병문안에 관한 기준을 마련하는 등 안전관리를 위하여 노력하여야 한다.
- 간호 · 간병통합서비스 제공인력의 근무환경 및 처우 개선을 위하여 필요한 지원을 하여야 한다.

● 의료인의 면허와 결격사유

① 의료인의 면허

의사, 치과의사, 한의사, 조산사 또는 간호사 국가시험과 의사, 치과의사, 한의사 예비시험은 매년 보건복지부장관이 시행한다.

key point 의료인은 보건복지부장관에 의한 의료인의 면허를 다른 사람에게 대여하여서는 아니 되며 면허 대여를 알선하여서도 아니 된다. 의료법 제4조의3(의료인의 면허 대여 금지 등)

② 의료인의 결격사유

- 정신질환자
- 마약, 대마, 향정신성의약품 중독자
- 피성년후견인 · 피한정후견인
- 의료 관련 법령을 위반하여 금고 이상의 형을 선고받고 그 형의 집행이 종료되지 아니하였거나 집행을 받지 아니하기로 확정되지 아니한 자

  key point 의료인의 면허자여도 결격사유에 해당하는 경우 면허취소에 해당한다.

③ 국가시험 응지자격 제한

- 부정한 방법으로 국가시험 등에 응시한 자, 국가시험 등에 관하여 부정행위를 한 자

  key point 수험 정지 또는 합격 무효

  key point 다음에 치러지는 국가시험 등의 응시를 3회의 범위에서 제한할 수 있음

● 면허의 조건과 등록

보건복지부장관은 보건의료 시책에 필요하다고 인정하면 3년 이내의 기간을 정하여 특정 지역이나 특정 업무에 종사할 것을 면허의 조건으로 붙일 수 있다.

● 의료기술 등에 대한 보호

① 누구든지 의료인이 하는 의료·조산·간호 등 의료기술의 시행 대하여는 간섭하지 못한다.

② 누구든지 의료기관의 의료용 시설, 기재, 약품, 기물 등을 파괴 · 손상하거나 의료기관을 점거하여 진료를 방해하여서는 아니 되며, 이를 교사하거나 방조하여서는 아니 된다.

③ 누구든지 의료행위가 이루어지는 장소에서 의료인, 간호조무사 및 의료기사 또는 의료행위를 받는 사람을 폭행 · 협박하여서는 아니 된다.

key point 의료인의 의료 업무에 필요한 기구, 약품, 그 밖의 재료는 압류하지 못함

key point 의료인은 의료행위에 필요한 기구, 약품, 그 밖의 시설 및 재료를 우선적으로 공급받을 권리가 있음

- **진료거부 금지**

의료인 또는 의료기관 개설자는 진료나 조산 요청을 받으면 정당한 사유 없이 거부하지 못한다.

- **세탁물 처리**

① 의료기관의 세탁물 처리 자격

- 의료인, 의료기관 또는 특별자치시장 · 특별자치도지사 · 시장 · 군수 · 구청장에게 신고한 자

key point 위생적으로 보관, 운반, 처리하여야 한다.

key point 의료기관의 개설자와 의료기관 세탁물 처리업 신고를 한 자는 세탁물의 처리업무에 종사하는 사람에게 감염 예방에 관한 교육을 실시하고 그 결과를 기록하고 유지하여야 한다.

- **진단서와 처방전**

① 진단서

- 진단서 발급 자격 : 직접 진찰하거나 검안한 의사, 치과의사, 한의사

key point 진료 중이던 환자가 최종 진료 시부터 48시간 이내에 사망한 경우에는 다시 진료하지 아니하더라도 진단서나 증명서를 내줄 수 있음

key point 환자 또는 사망자를 직접 진찰하거나 검안한 의사, 치과의사 또는 한의사가 부득이한 사유로 진단서, 검안서 또는 증명서를 내줄 수 없으면 같은 의료기관에 종사하는 다른 의사, 치과의사 또는 한의사가 환자의 진료기록부 등에 따라 내줄 수 있음

- 출생 · 사망 또는 사산 증명서 발급 자격 : 직접 조산한 의사, 한의사 또는 조산사

key point 다만, 직접 조산한 의사, 한의사 또는 조산사가 부득이한 사유로 증명서를 내줄 수 없으면 같은 의료기관에 종사하는 다른 의사, 한의사 또는 조산사가 진료기록부 등에 따라 증명서를 내줄 수 있음

- 의사, 치과의사 또는 한의사는 자신이 진찰하거나 검안한 자에 대한 진단서, 검안서 또는 증명서 교부를 요구받은 때에는 정당한 사유 없이 거부하지 못한다.

• 의사 · 한의사 또는 조산사는 자신이 조산(助産)한 것에 대한 출생 · 사망 또는 사산 증명서 교부를 요구받은 때에는 정당한 사유 없이 거부하지 못한다.

② 처방전

• 처방전 발급 자격 : 직접 진찰한 의사, 치과의사 또는 한의사

key point 의사, 치과의사 또는 한의사에게 직접 진찰을 받은 환자가 아니면 누구든지 그 의사, 치과의사 또는 한의사가 작성한 처방전을 수령하지 못함

key point 대리 처방전 수령 가능의 경우

1. 환자의 의식이 없는 경우
2. 환자의 거동이 현저히 곤란하고 동일한 상병(傷病)에 대하여 장기간 동일한 처방이 이루어지는 경우

● **태아 성 감별 행위 등 금지**

의료인은 태아 성 감별을 목적으로 임부를 진찰하거나 검사하여서는 아니 되며, 같은 목적을 위한 다른 사람의 행위를 도와서도 아니 된다.

key point 임신 32주 이전에 태아나 임부를 진찰하거나 검사하면서 알게 된 태아의 성(性)을 임부, 임부의 가족, 그 밖의 다른 사람이 알게 하여서는 아니 됨

2)-2 권리와 의무

● **진료기록부의 기록과 서명, 보존의 의무**

① 환자 명부 : 5년

② 진료기록부 : 10년

③ 처방전 : 2년

④ 수술기록 : 10년

⑤ 검사내용 및 검사소견기록 : 5년

⑥ 방사선 사진(영상물을 포함한다) 및 그 소견서 : 5년

⑦ 간호기록부 : 5년

⑧ 조산기록부 : 5년

⑨ 진단서 등의 부본(진단서, 사망진단서 및 시체검안서 등을 따로 구분하여 보존할 것) : 3년

key point 각 기록부의 보관 연한은 국가고시 다수 출제되는 부분이므로 무조건 암기할 것

● **전자의무기록의 관리 · 보존에 필요한 시설과 장비**

의료인이나 의료기관의 개설자는 전자의무기록(電子醫務記錄)을 안전하게 관리, 보존하기 위하여 다음 시설과 장비를 갖추어야 한다.

① 전자의무기록의 생성 · 저장과 전자서명을 검증할 수 있는 장비

② 전자서명이 있고 난 뒤 전자의무기록의 변경 여부 확인 등 전자의무기록의 이력관리를 위하여 필요한 장비

③ 전자의무기록의 백업저장장비

④ 네트워크 보안에 관한 시설과 장비

⑤ 전자의무기록시스템 보안에 관한 시설과 장비

⑥ 전자의무기록 보존장소에 대한 다음의 어느 하나에 해당하는 물리적 접근 방지 시설과 장비

- 출입통제구역 등 통제 시설
- 잠금장치

⑦ 기타

- 전자의무기록 시스템의 동작 여부와 상태를 실시간으로 점검할 수 있는 시설과 장비
- 전자의무기록 시스템에 장애가 발생한 경우 대체할 수 있는 예비 장비
- 폐쇄회로 텔레비전 등의 감시 장비
- 재해예방시설

- **진료정보 침해사고의 통지**

① 진료정보 침해사고 : 진료정보가 유출되거나 의료기관의 업무가 교란, 마비되는 사고

- 진료정보의 도난, 유출
- 진료정보의 파기, 손상, 은닉, 멸실
- 전자의무기록시스템의 교란, 마비

② 보건복지부장관은 진료정보 침해사고의 통지를 받거나 진료정보 침해사고가 발생한 사실을 알게 되면 이를 관계 행정기관에 통보하여야 한다.

- **부당한 경제적 이익 등의 취득 금지**

① 의료인, 의료기관 개설자 및 의료기관 종사자는 의약품 공급자로부터 의약품 채택, 처방유도, 거래유지 등 판매촉진을 목적으로 제공되는 "경제적 이익 등"을 받거나 의료기관으로 하여금 받게 하여서는 아니 된다.

② 의료인, 의료기관 개설자 및 의료기관 종사자는 의료기기 판매업자 또는 임대업자로부터 의료기기 채택, 사용유도, 거래유지 등 판매촉진을 목적으로 제공되는 경제적 이익 등을 받거나 의료기관으로 하여금 받게 하여서는 아니 된다.

- **요양방법 지도의 의무**

의료인은 환자나 환자의 보호자에게 요양방법이나 건강관리에 필요한 사항을 지도하여야 한다.

- **의료행위에 관한 설명의 의무**

① 의사, 치과의사 또는 한의사는 사람의 생명 또는 신체에 중대한 위해를 발생하게 할 우려가 있는 수술, 수혈, 전신마취를 하는 경우 제2항에 따른 사항을 환자에게 설명하고 동의를 받아야 한다.

key point ▸ 설명 및 동의 절차로 인하여 수술 등이 지체되면 환자의 생명이 위험해지거나 심신상의 중대한 장애를 가져오는 경우에는 그러하지 아니하다.

〈 환자에게 설명하고 동의를 받아야 하는 사항 〉

1. 환자에게 발생하거나 발생 가능한 증상의 진단명
2. 수술 등의 필요성, 방법 및 내용
3. 환자에게 설명하는 의사, 치과의사 또는 한의사 및 수술 등에 참여하는 주된 의사, 치과의사 또는 한의사의 성명
4. 수술 등에 따라 전형적으로 발생이 예상되는 후유증 또는 부작용
5. 수술 등 전후 환자가 준수하여야 할 사항

② 환자는 의사, 치과의사 또는 한의사에게 동의서 사본의 발급을 요청할 수 있다. 이 경우 요청을 받은 의사, 치과의사 또는 한의사는 정당한 사유가 없으면 이를 거부하여서는 아니 된다.

③ 수술 등의 방법 및 내용, 수술 등에 참여한 주된 의사, 치과의사 또는 한의사가 변경된 경우에는 변경 사유와 내용을 환자에게 서면으로 알려야 한다.

- **면허 신고의 의무**

의료인은 최초로 면허를 받은 후부터 3년마다 그 실태와 취업상황 등을 보건복지부장관에게 신고하여야 한다.

- **변사체 신고의 의무**

의사, 치과의사, 한의사 및 조산사는 사체를 검안하여 변사(變死)한 것으로 의심되는 때에는 사체의 소재지를 관할하는 경찰서장에게 신고하여야 한다.

key point ▸ 변사체 신고의 의무에서 '간호사'는 해당사항 없음

2)-3 의료행위의 제한

- **무면허 의료행위 등 금지**

① 의료인이 아니면 누구든지 의료행위를 할 수 없으며 의료인도 면허된 것 이외의 의료행위를 할 수 없다.

key point ▸ 다만, 다음에 한하여 의료행위를 할 수 있음

1. 외국의 의료인 면허를 가진 자로서 일정 기간 국내에 체류하는 자

2. 의과대학, 치과대학, 한의과대학, 의학전문대학원, 치의학전문대학원, 한의학전문대학원, 종합병원 또는 외국 의료원조기관의 의료봉사 또는 연구 및 시범사업을 위하여 의료행위를 하는 자

3. 의학, 치과의학, 한방의학 또는 간호학을 전공하는 학교의 학생

② 의료인이 아니면 의사 · 치과의사 · 한의사 · 조산사 또는 간호사 명칭이나 이와 비슷한 명칭을 사용하지 못한다.

③ 누구든지 영리를 목적으로 환자를 의료기관이나 의료인에게 소개 · 알선 · 유인하는 행위 및 이를 사주하는 행위를 하여서는 아니 된다.

④ 누구든지 의료인이 아닌 자에게 의료행위를 하게 하거나 의료인에게 면허 사항 외의 의료행위를 하게 하여서는 아니 된다.

3) 의료기관

- **의료기관의 개설**

① 의료인은 의료기관을 개설하지 아니하고 의료업을 할 수 없다.

key point 의료기관 내에서가 아니어도 되는 경우

1. 응급환자를 진료하는 경우
2. 환자나 환자 보호자의 요청에 따라 진료하는 경우
3. 국가나 지방자치단체의 장이 공익상 필요하다고 인정하여 요청하는 경우
4. 가정간호를 하는 경우
5. 환자가 있는 현장에서 진료하여야 하는 부득이한 사유가 있는 경우

- **의료기관을 개설할 수 있는 자**

① 의사, 치과의사, 한의사 또는 조산사

key point 간호사는 개설 가능한 의료기관이 없음

key point 그 외 각 의료인의 개설 가능한 의료기관은 다음과 같음

- 의사 : 종합병원, 병원, 요양병원, 정신병원 또는 의원
- 치과의사 : 치과병원 또는 치과의원
- 한의사 : 한방병원, 요양병원 또는 한의원
- 조산사 : 조산원

② 국가나 지방자치단체

③ 의료업을 목적으로 설립된 법인(이하 "의료법인")

④ 비영리법인

⑤ 준정부기관, 지방의료원, 한국보훈복지의료공단

● **의료기관을 개설 시 신고, 허가**

① 의원 · 치과의원 · 한의원 또는 조산원 개설 : 시장 · 군수 · 구청장에게 신고

② 종합병원 · 병원 · 치과병원 · 한방병원 · 요양병원 또는 정신병원 개설 : 시 · 도지사의 허가

key point 의원급은 신고, 병원급 이상은 허가로 기억하기

● **의료기관의 실태조사**

① 보건복지부장관은 의료기관을 개설할 수 없는 자가 개설 · 운영하는 의료기관에 대한 실태조사를 매년 실시해야 한다.

● **원격의료**

① 정의 : 컴퓨터 · 화상통신 등 정보통신기술을 활용하여 먼 곳에 있는 의료인에게 의료지식이나 기술을 지원하는 원격의료

② 원격의료 시의 시설과 장비

- 원격진료실
- 데이터 및 화상(畫像)을 전송 · 수신할 수 있는 단말기, 서버, 정보통신망 등의 장비

③ 원격의료의 책임 : 환자를 직접 대면하여 진료하는 경우와 같다.

● **의료기관의 안전관리시설**

① 화재나 그 밖의 긴급한 상황에 대처하기 위하여 필요한 시설

② 방충, 쥐 막기, 세균오염 방지에 관한 시설

③ 채광 · 환기에 관한 시설

④ 전기 · 가스 등의 위해 방지에 관한 시설

⑤ 방사선 위해방지에 관한 시설

⑥ 그 밖에 진료과목별로 안전관리를 위하여 필수적으로 갖추어야 할 시설

key point 의료기관의 운영 기준은 다음과 같음

– 입원실의 정원을 초과하여 환자를 입원시키지 말 것
– 입원실은 남 · 여별로 구별하여 운영할 것
– 입원실이 아닌 장소에 환자를 입원시키지 말 것
– 외래진료실에는 진료 중인 환자 외에 다른 환자를 대기시키지 말 것

● **요양병원의 운영**

① 요양병원의 입원대상

- 노인성 질환자
- 만성질환자
- 외과적 수술 후 또는 상해 후 회복기간에 있는 자

② 요양병원의 입원대상 금지

- 감염병환자, 감염병의사환자 또는 병원체보유자(이하 "감염병환자등"이라 한다)
- 정신질환자(노인성 치매환자는 제외한다)

key point ▸ 요양병원 입원 대상자를 다루는 문제 역시 출제 빈도가 높다.

③ 요양병원 개설 자격

- 의사, 한의사

④ 요양병상

- 정의 : 30병상 이상으로 장기입원이 필요한 환자를 대상으로 의료행위를 하기 위해 설치한 병상

key point ▸ 고령사회 요양병원 관련된 문제가 다수 출제되고 있음

- **당직의료인의 수**

① 각종 병원의 당직의료인 수

- 입원환자 200명까지 : 의사 · 치과의사 또는 한의사의 경우 1명, 간호사의 경우에는 2명을 둔다.
- 입원환자 200명을 초과하는 200명마다 의사 · 치과의사 또는 한의사의 경우에는 1명, 간호사의 경우에는 2명을 추가한 인원수로 한다.

② 요양병원의 당직의료인 수

- 의사, 치과의사 또는 한의사의 경우에는 입원환자 300명까지는 1명, 입원환자 300명을 초과하는 300명마다 1명을 추가한 인원수
- 간호사의 경우에는 입원환자 80명까지는 1명, 입원환자 80명을 초과하는 80명마다 1명을 추가한 인원수

③ 정신병원, 의료재활시설, 국립정신건강센터, 국립정신병원, 국립소록도병원, 국립결핵병원 및 국립재활원의 당직의료인 수

- 해당 병원의 자체 기준에 따라 당직의료인을 배치할 수 있다.

4) 신의료기술평가

- **신의료기술의 평가**

① 보건복지부장관은 국민건강을 보호하고 의료기술의 발전을 촉진하기 위하여 신의료기술평가위원회의 심의를 거쳐 신의료기술의 안전성 · 유효성 등에 관한 평가(이하 "신의료기술평가"라 한다)를 하여야 한다.

② 신의료기술 : 새로 개발된 의료기술로서 보건복지부장관이 안전성 · 유효성을 평가할 필요성이 있다고 인정하는 것

③ 신의료기술평가의 대상

- 안전성 · 유효성이 평가되지 않은 의료기술로서 보건복지부장관이 평가가 필요하다고 인정한 의료기술
- 보건복지부장관이 잠재성의 평가가 필요하다고 인정한 의료기술
- 신의료기술로 평가받은 의료기술의 사용목적, 사용대상 및 시술방법 등을 변경한 경우로서 보건복지부장관이 평가가 필요하다고 인정한 의료기술

● **신의료기술평가위원회**

① 보건복지부장관은 신의료기술평가에 관한 사항을 심의하기 위하여 보건복지부에 신의료기술평가위원회(이하 "위원회"라 한다)를 둔다.

② 위원회 위원의 구성

- 의사회, 치과의사회, 한의사회에서 각각 추천하는 자
- 보건의료에 관한 학식이 풍부한 자
- 소비자단체에서 추천하는 자
- 변호사의 자격을 가진 자로서 보건의료와 관련된 업무에 5년 이상 종사한 경력이 있는 자
- 보건의료정책 관련 업무를 담당하고 있는 보건복지부 소속 5급 이상의 공무원

5) 의료광고

● **의료광고의 금지**

① 의료광고의 주체 : 의료기관 개설자, 의료기관의 장 또는 의료인

key point '의료인'이 아닌 자는 의료에 관한 광고를 하지 못함

② 의료광고의 제한

'의료인'이어도 다음에 해당하는 의료광고는 하지 못한다.

- 평가를 받지 아니한 신의료기술에 관한 광고
- 환자에 관한 치료경험담 등 소비자로 하여금 치료 효과를 오인하게 할 우려가 있는 내용의 광고
- 거짓된 내용을 표시하는 광고
- 다른 의료인들의 기능 또는 진료 방법과 비교하는 내용의 광고
- 다른 의료인을 비방하는 내용의 광고
- 수술 장면 등 직접적인 시술행위를 노출하는 내용의 광고
- 의료인의 기능, 진료 방법과 관련하여 심각한 부작용 등 중요한 정보를 누락하는 광고
- 객관적인 사실을 과장하는 내용의 광고
- 법적 근거가 없는 자격이나 명칭을 표방하는 내용의 광고

- 신문, 방송, 잡지 등을 이용하여 기사(記事) 또는 전문가의 의견 형태로 표현되는 광고
- 심의를 받지 아니하거나 심의받은 내용과 다른 내용의 광고
- 외국인 환자를 유치하기 위한 국내광고
- 소비자를 속이거나 소비자로 하여금 잘못 알게 할 우려가 있는 방법으로 비급여 진료비용을 할인하거나 면제하는 내용의 광고

● **의료광고의 심의**

① 심의를 받아야 하는 매체
- 신문 · 인터넷신문 또는 정기간행물
- 옥외광고물 중 현수막(懸垂幕), 벽보, 전단(傳單) 및 교통시설 · 교통수단에 표시되는 것
- 전광판
- 인터넷 매체(애플리케이션(Application)을 포함)

② 의료광고 심의 업무를 수행할 수 있는 기관
- 의사회, 치과의사회, 한의사회
- 소비자단체로서 정하는 기준을 충족하는 단체

③ 심의를 받지 아니할 수 있는 의료광고의 구성
- 의료기관의 명칭, 소재지, 전화번호
- 의료기관이 설치, 운영하는 진료과목
- 의료기관에 소속된 의료인의 성명, 성별 및 면허의 종류

6) 감독

● **의료기관 인증**

① 의료기관 인증 : 의료의 질과 환자 안전의 수준을 높이기 위하여 병원급 의료기관 및 대통령령으로 정하는 의료기관에 대한 인증

② 의료기관 인증기준 및 방법
- 환자의 권리와 안전
- 의료기관의 의료서비스 질 향상 활동
- 의료서비스의 제공과정 및 성과
- 의료기관의 조직, 인력관리 및 운영
- 환자 만족도

③ 인증등급 : 인증, 조건부인증, 불인증

④ 인증의 유효기간 : 4년 다만, 조건부 인증의 경우에는 1년

● **의료인의 면허취소**

① 결격사유

- 정신질환자
- 마약, 대마, 향정신성의약품 중독자
- 피성년후견인, 피한정후견인
- 의료 관련 법령을 위반하여 금고 이상의 형을 선고받고 그 형의 집행이 종료되지 아니하였거나 집행을 받지 아니하기로 확정되지 아니한 자

② 자격 정지 처분 기간 중에 의료행위를 하거나 3회 이상 자격 정지 처분을 받은 경우

③ 면허 조건을 이행하지 아니한 경우

④ 면허를 대여한 경우

⑤ 사람의 생명 또는 신체에 중대한 위해를 발생하게 한 경우

⑥ 사람의 생명 또는 신체에 중대한 위해를 발생하게 할 우려가 있는 수술, 수혈, 전신마취를 의료인 아닌 자에게 하게 하거나 의료인에게 면허 사항 외로 하게 한 경우

● **자격정지 등**

① 의료인의 품위손상 행위

- 학문적으로 인정되지 아니하는 진료행위
- 비도덕적 진료행위
- 허위 또는 과대광고
- 영리 목적으로 약국 유치 및 담합행위
- 전공의 선발 관련 금품수수행위
- 부당한 치료비 요구
- 의료기관 유인 행위

② 의료기관 개설자가 될 수 없는 자에게 고용되어 의료행위를 했을 때

③ 각 기록을 거짓으로 작성하거나 고의로 사실과 다르게 추가기재 및 수정했을 때

④ 태아 성감별

⑤ 의료인이 아닌 자에게 의료행위를 하게 했을 때

⑥ 서류를 위조 · 변조하거나 속임수 등 부정한 방법으로 진료비를 거짓 청구할 때

⑦ 부당한 경제적 이익을 받은 경우

key point ▶ 면허취소와 자격정지에 대한 구분 매우 중요

7) 간호조무사

● 간호조무사의 업무

① 간호조무사는 간호사를 보조하여 다음의 업무를 수행할 수 있다.

- 환자의 간호요구에 대한 관찰, 자료수집, 간호판단 및 요양을 위한 간호
- 의사, 치과의사, 한의사의 지도하에 시행하는 진료의 보조
- 간호 요구자에 대한 교육 · 상담 및 건강증진을 위한 활동의 기획과 수행, 그 밖의 대통령령으로 정하는 보건활동

② 의원급 의료기관에 한하여 의사, 치과의사, 한의사의 지도하에 환자의 요양을 위한 간호 및 진료의 보조를 수행할 수 있다.

간호조무사의 국가시험

key point 간호조무사 국가시험 응시자격은 학과교육 740시간, 실습교육 780시간(이 중 병원급 이상에서 400시간 이상 실습) 이수한 자

02 감염병 예방 및 관리에 관한 법률

1) 총칙

● 이 법의 목적

국민건강에 위해가 되는 감염병의 발생과 유행을 방지하고, 그 예방 및 관리를 위하여 필요한 사항을 규정함으로써 국민건강의 증진 및 유지에 이바지함을 목적으로 한다.

● 감염병의 정의

정의 : 제1급 감염병, 제2급 감염병, 제3급감염병, 제4급감염병, 기생충감염병, 세계보건기구 감시대상 감염병, 생물테러감염병, 성매개감염병, 인수(人獸)공통감염병 및 의료관련감염병

감염병의 구분	정의
제1급감염병	생물테러감염병 또는 치명률이 높거나 집단 발생의 우려가 커서 발생 또는 유행 즉시 신고하여야 하고, 음압격리와 같은 높은 수준의 격리가 필요한 감염병
제2급감염병	전파가능성을 고려하여 발생 또는 유행 시 24시간 이내에 신고하여야 하고, 격리가 필요한 다음 각 목의 감염병을 말한다. 다만, 갑작스러운 국내 유입 또는 유행이 예견되어 긴급한 예방 · 관리가 필요하여 질병관리청장이 보건복지부장관과 협의하여 지정하는 감염병
제3급감염병	그 발생을 계속 감시할 필요가 있어 발생 또는 유행 시 24시간 이내에 신고하여야 하는 다음 각 목의 감염병을 말한다. 다만, 갑작스러운 국내 유입 또는 유행이 예견되어 긴급한 예방 · 관리가 필요하여 질병관리청장이 보건복지부장관과 협의하여 지정하는 감염병

제4급감염병	제1급감염병부터 제3급감염병까지의 감염병 외에 유행 여부를 조사하기 위하여 표본감시 활동이 필요한
기생충감염병	기생충에 감염되어 발생하는 감염병 중 질병관리청장이 고시하는 감염병
세계보건기구 감시대상감염병	세계보건기구가 국제공중보건의 비상사태에 대비하기 위하여 감시대상으로 정한 질환으로서 질병관리청장이 고시하는 감염병
생물테러감염병	고의 또는 테러 등을 목적으로 이용된 병원체에 의하여 발생한 감염병 중 질병관리청장이 고시하는 감염병
성매개감염병	성 접촉을 통하여 전파되는 감염병 중 질병관리청장이 고시하는 감염병
인수공통감염병	동물과 사람 간에 서로 전파되는 병원체에 의하여 발생하는 감염병 중 질병관리청장이 고시하는 감염병
의료관련감염병	자나 임산부 등이 의료행위를 적용받는 과정에서 발생한 감염병으로서 감시활동이 필요하여 질병관리청장이 고시하는 감염병

● **감염병의 종류**

구분	종류
제1급감염병	에볼라바이러스병, 마버그열, 라싸열, 크리미안콩고출혈열, 남아메리카출혈열, 리프트밸리열, 두창, 페스트, 탄저, 보툴리눔독소증, 야토병, 신종감염병증후군, 중증급성호흡기증후군(SARS), 중동호흡기증후군(MERS), 동물인플루엔자 인체감염증, 신종인플루엔자, 디프테리아
제2급감염병	결핵, 수두, 홍역, 콜레라, 장티푸스, 파라티푸스, 세균성이질, 장출혈성대장균감염증, A형간염, 백일해, 유행성이하선염, 풍진(風疹), 폴리오, 수막구균 감염증, B형 헤모필루스 인플루엔자, 폐렴구균 감염증, 한센병, 성홍열, 반코마이신내성황색포도알균(VRSA) 감염증, 카바페넴내성장내세균속균종(CRE) 감염증, E형간염
제3급감염병	파상풍, B형간염, 일본뇌염, C형간염, 말라리아, 레지오넬라증, 비브리오패혈증, 발진티푸스, 발진열, 쯔쯔가무시증, 렙토스피라증, 브루셀라증, 공수병, 신증후군출혈열, 후천성면역결핍증(AIDS), 크로이츠펠트-야콥병(CJD) 및 변종크로이츠펠트-야콥병(vCJD), 황열, 뎅기열, 큐열(Q熱), 웨스트나일열, 라임병, 진드기매개뇌염, 유비저(類鼻疽), 치쿤구니야열, 중증열성혈소판감소증후군(SFTS), 지카바이러스 감염증
제4급감염병	인플루엔자, 매독, 회충증, 편충증, 요충증, 간흡충증, 폐흡충증, 장흡충증, 수족구병, 임질, 클라미디아감염증, 연성하감, 성기단순포진, 첨규콘딜롬, 반코마이신내성장알균(VRE) 감염증, 메티실린내성황색포도알균(MRSA) 감염증, 다제내성녹농균(MRPA) 감염증, 다제내성아시네토박터바우마니균(MRAB) 감염증, 장관감염증, 급성호흡기감염증, 해외유입기생충감염증, 엔테로바이러스감염증, 사람유두종바이러스 감염증
기생충감염병	회충증, 편충증, 요충증, 간흡충증, 폐흡충증, 장흡충증, 해외유입기생충감염증
세계보건기구 감시대상 감염병	두창, 폴리오, 신종인플루엔자, 중증급성호흡기증후군(SARS), 콜레라, 폐렴형 페스트, 황열, 바이러스성 출혈열, 웨스트나일열
생물테러감염병	탄저, 보툴리눔독소증, 페스트, 마버그열, 에볼라열, 라싸열, 두창, 야토병
성매개감염병	매독, 임질, 클라미디아, 연성하감, 성기단순포진, 첨규콘딜롬, 사람유두종바이러스 감염증

인수공통감염병	장출혈성대장균감염증, 일본뇌염, 브루셀라증, 탄저, 공수병, 동물인플루엔자 인체감염증, 중증급성호흡기증후군(SARS), 변종크로이츠펠트-야콥병(vCJD), 큐열, 결핵, 중증열성혈소판감소증후군(SFTS)
의료관련감염병	반코마이신내성황색포도알균(VRSA) 감염증 반코마이신내성장알균(VRE) 감염증 메티실린내성황색포도알균(MRSA) 감염증 다제내성녹농균(MRPA) 감염증 다제내성아시네토박터바우마니균(MRAB) 감염증 카바페넴내성장내세균속균종(CRE) 감염증

- **용어정의**

① 감염병환자

- 감염병의 병원체가 인체에 침입하여 증상을 나타내는 사람

② 감염병의사환자

- 감염병병원체가 인체에 침입한 것으로 의심이 되나 감염병환자로 확인되기 전 단계에 있는 사람

③ 병원체보유자

- 임상적인 증상은 없으나 감염병병원체를 보유하고 있는 사람

④ 감염병의심자

- 감염병환자, 감염병의사환자 및 병원체보유자(이하 "감염병환자등"이라 한다)와 접촉하거나 접촉이 의심되는 사람
- 검역관리지역 또는 중점검역관리지역에 체류하거나 그 지역을 경유한 사람으로서 감염이 우려되는 사람
- 감염병병원체 등 위험요인에 노출되어 감염이 우려되는 사람

key point ① ② ③ ④ 구분

⑤ 감시

- 감염병 발생과 관련된 자료, 감염병병원체 · 매개체에 대한 자료를 체계적이고 지속적으로 수집, 분석 및 해석하고 그 결과를 제때 필요한 사람에게 배포하여 감염병 예방 및 관리에 사용하도록 하는 일체의 과정

⑥ 표본감시

- 감염병 중 감염병환자의 발생빈도가 높아 전수조사가 어렵고 중증도가 비교적 낮은 감염병의 발생에 대하여 감시기관을 지정하여 정기적이고 지속적인 의과학적 감시를 실시하는 것

⑦ 역학조사

- 감염병환자 등이 발생한 경우 감염병의 차단과 확산 방지 등을 위하여 감염병환자 등의 발생 규모를 파악하고 감염원을 추적하는 등의 활동과 감염병 예방접종 후 이상반응 사례가 발생한 경우나 감염병 여부가 불분명하나 그 발병원인을 조사할 필요가 있는 사례가 발생한 경우 그 원인을 규명하기 위하여 하는 활동

⑧ 예방접종 후 이상반응

- 예방접종 후 그 접종으로 인하여 발생할 수 있는 모든 증상 또는 질병으로서 해당 예방접종과 시간적 관련성이 있는 것

⑨ 고위험병원체

- 생물테러의 목적으로 이용되거나 사고 등에 의하여 외부에 유출될 경우 국민건강에 심각한 위험을 초래할 수 있는 감염병병원체

⑩ 관리대상 해외 신종감염병

- 기존 감염병의 변이 및 변종 또는 기존에 알려지지 아니한 새로운 병원체에 의해 발생하여 국제적으로 보건문제를 야기하고 국내 유입에 대비하여야 하는 감염병으로서 질병관리청장이 보건복지부장관과 협의하여 지정하는 것

⑪ 의료 · 방역 물품

- 의료기기 등 의료 및 방역에 필요한 물품 및 장비로서 질병관리청장이 지정하는 것

2) 신고 및 보고

● 의사 등의 신고

- 감염병환자 등을 진단하거나 그 사체를 검안한 경우
- 예방접종 후 이상반응자를 진단하거나 그 사체를 검안한 경우
- 감염병환자 등이 제1급 감염병부터 제3급 감염병까지에 해당하는 감염병으로 사망한 경우
- 감염병환자로 의심되는 사람이 감염병병원체 검사를 거부하는 경우

① 위에 해당하는 사실이 있으면 의사, 치과의사 또는 한의사는 소속 의료기관의 장에게 보고

②-1. 해당 환자와 그 동거인에게 감염 방지 방법 등을 지도하여야 함

key point 의료기관에 소속되지 아니한 의사, 치과의사 또는 한의사는 관할 보건소장에게 신고

②-2. 보고를 받은 의료기관의 장은 질병관리청장 또는 관할 보건소장에게 신고

- 제1급 감염병의 경우에는 즉시
- 제2급 감염병 및 제3급 감염병의 경우에는 24시간 이내

• 제4급 감염병의 경우에는 7일 이내

③-1. 육군, 해군, 공군 또는 국방부 직할 부대에 소속된 군의관은 소속 부대장에게 보고

③-2. 보고를 받은 소속 부대장은 할 보건소장에게 신고

• 제1급 감염병의 경우에는 즉시

• 제2급 감염병 및 제3급 감염병의 경우에는 24시간 이내

key point 감염병의 종류(제1급, 제2급, 제3급)를 암기하여야 응용하여 풀 수 있는 문제들이 출제됩니다.

예 다음 중 7일 이내 신고하여야 하는 감염병을 고르시오.

● 그 밖의 신고 의무자

① 일반가정에서는 세대를 같이하는 세대주. 다만, 세대주가 부재중인 경우에는 그 세대원

② 학교, 사회복지시설, 병원, 관공서, 회사, 공연장, 예배장소, 선박 · 항공기 · 열차 등 운송수단, 각종 사무소 · 사업소, 음식점, 숙박업소 또는 그 밖에 여러 사람이 모이는 장소의 관리인, 경영자 또는 대표자

③ 약사 · 한약사 및 약국개설자

key point 신고의무자가 아니더라도 감염병환자 등 또는 감염병으로 인한 사망자로 의심되는 사람을 발견하면 보건소장에게 알려야 한다.

● 보건소장 등의 보고

① 신고를 받은 보건소장은 그 내용을 관할 특별자치도지사 또는 시장 · 군수 · 구청장에게 보고 →

② 보고를 받은 특별자치도지사 또는 시장 · 군수 · 구청장은 이를 질병관리청 · 장 및 시 · 도지사에게 각각 보고

● 인수공통감염병의 통보

① 신고를 받은 국립가축방역기관장, 신고대상 가축의 소재지를 관할하는 시장 · 군수 · 구청장 또는 시 · 도 가축방역기관의 장은 가축전염병 중 다음 어느 하나에 해당하는 감염병의 경우 즉시 질병관리청장에게 통보

• 탄저

• 고병원성 조류인플루엔자

• 광견병

• 그 밖에 대통령령으로 정하는 인수공통감염병

3) 예방접종

● **필수예방접종**

① 실시 : 특별자치도지사 또는 시장 · 군수 · 구청장

② 필수예방접종 대상

- 디프테리아
- 폴리오
- 백일해
- 홍역
- 파상풍
- 결핵
- B형간염
- 유행성이하선염
- 풍진
- 수두
- 일본뇌염
- B형 헤모필루스 인플루엔자
- 폐렴구균
- 인플루엔자
- A형간염
- 사람유두종바이러스 감염증
- 질병관리청장이 감염병의 예방을 위하여 필요하다고 인정하여 지정하는 감염병
  - 장티푸스
  - 신증후군출혈열

● **임시예방접종**

① 실시 : 특별자치도지사 또는 시장 · 군수 · 구청장

- 질병관리청장이 특별자치도지사 또는 시장 · 군수 · 구청장에게 예방접종을 실시할 것을 요청한 경우
- 특별자치도지사 또는 시장 · 군수 · 구청장이 감염병 예방을 위하여 예방접종이 필요하다고 인정하는 경우

● **예방접종의 공고**

① 공고 : 특별자치도지사 또는 시장 · 군수 · 구청장

② 공고의 범위

- 예방접종의 일시 및 장소
- 예방접종의 종류
- 예방접종을 받을 사람의 범위

● **예방접종증명서**

① 질병관리청장, 특별자치도지사 또는 시장 · 군수 · 구청장은 필수예방접종 또는 임시예방접종을 받은 사람 본인 또는 법정대리인에게 예방접종증명서를 발급하여야 한다.

03 혈액관리법

1) 총칙

● **이 법의 목적**

혈액관리업무에 관하여 필요한 사항을 규정함으로써 수혈자와 헌혈자를 보호하고 혈액관리를 적절하게 하여 국민보건의 향상에 이바지함을 목적으로 한다.

● **용어의 정의**

용어	정의
혈액	인체에서 채혈한 혈구 및 혈장
혈액관리업무	수혈이나 혈액제제의 제조에 필요한 혈액을 채혈 · 검사 · 제조 · 보존 · 공급 또는 품질관리를 하는 업무
혈액원	혈액관리업무를 수행하기 위하여 허가를 받은 자
부적격혈액	채혈 시 또는 채혈 후에 이상이 발견된 혈액 또는 혈액제제
채혈금지대상자	감염병 환자, 약물복용 환자 등 건강기준에 미달하는 사람
특정수혈부작용	수혈한 혈액제제로 인하여 발생한 부작용
혈액제제	혈액을 원료로 하여 제조한 의약품 가. 전혈 나. 농축적혈구 다. 신선동결혈장 라. 농축혈소판 마. 그 밖에 보건복지부령으로 정하는 혈액 관련 의약품
헌혈환급예치금	수혈비용을 보상하거나 헌혈사업에 사용할 목적으로 혈액원이 보건복지부장관에게 예치하는 금액
채혈	수혈 등에 사용되는 혈액제제를 제조하기 위하여 헌혈자로부터 혈액을 채취하는 행위
채혈부작용	채혈한 후에 헌혈자에게 나타날 수 있는 혈관미주신경반응 또는 피하출혈 등 예상하지 못한 부작용

key point ‘부적격혈액’과 ‘채혈부작용’이 혼동되는 경우가 많으니 명확히 구분할 필요가 있음

- **헌혈자 보호와 의무**

① 헌혈자는 숭고한 박애정신의 실천자로서 헌혈을 하는 현장에서 존중받아야 한다.

② 헌혈자는 안전한 혈액의 채혈 및 공급을 위하여 신상 및 병력에 대한 정보를 사실대로 성실하게 제공하여야 한다.

③ 혈액원이 헌혈자로부터 채혈할 때는 쾌적하고 안전한 환경에서 하여야 한다.

④ 혈액원은 헌혈자가 자유의사로 헌혈할 수 있도록 헌혈에 관한 유의사항을 설명하여야 하며, 헌혈자로부터 채혈에 대한 동의를 받아야 한다.

⑤ 헌혈 적격 여부를 판정하기 위한 문진 사항의 기록과 면담은 헌혈자의 개인 비밀이 보호될 수 있는 환경에서 하여야 한다.

⑥ 혈액원은 채혈부작용의 발생 여부를 세심히 관찰하여야 하며, 채혈부작용을 예방하기 위하여 필요한 조치를 하여야 한다.

⑦ 헌혈자에게 채혈부작용이 나타나는 경우 혈액원은 지체 없이 적절한 조치를 하여야 한다.

2) 혈액관리업무

- **혈액관리업무**

① 채혈업무

- 의사 또는 간호사는 채혈 전에 건강진단을 실시하고 헌혈기록카드를 작성하여야 한다.
- 채혈은 채혈에 필요한 시설을 갖춘 곳에서 의사의 지도하에 행하여야 한다.
- 1인 1회 채혈량
  - 전혈채혈 : 400㎖
  - 성분채혈 : 500㎖
  - 2종류 이상의 혈액성분을 동시에 채혈하는 다종성분채혈 : 600㎖
- 채혈은 항응고제가 포함된 혈액백 또는 성분채혈키트를 사용하여 무균적으로 하여야 한다.
- 채혈된 혈액 관리 온도
  - 전혈 : 섭씨 1도 이상 10도 이하 (혈소판 제조용의 경우 : 섭씨 20도 이상 24도 이하)
  - 혈소판성분 : 섭씨 20도 이상 24도 이하
  - 혈장성분 : 섭씨 6도 이하

② 혈액제제의 보존업무

- 보존온도를 유지하는 장치와 그 유지온도를 기록하는 장치를 갖추어야 한다.
- 혈액제제의 부적격 여부를 주기적으로 점검하여야 한다.
- 이상이 없는 혈액제제를 보존 중에 폐기하거나 변질시키지 말아야 한다.

*참고. 혈액관리법 시행규칙 〔별표 2의 2〕

제제 종류	보존온도	보존기간	비고
1. 전혈	1~6℃	CPDA 보존액 : 채혈 후 21일 CPDA-1 보존액 : 채혈 후 35일 ADD/M(SAG/M) 보존액 : 채혈 후 35일	
2. 농축적혈구	1~6℃	전혈과 동일	
3. 신선동결혈장	−18℃ 이하	채혈 후 1년	해동 후 3시간 이내 사용.
4. 농축혈소판	20~24℃	제조 후 120시간	보관 시 교반 필요
5. 백혈구제거적혈구	1~6℃	제조 후 24시간 폐쇄형은 전혈과 동일	
6. 백혈구여과제거적혈구	1~6℃	폐쇄형여과는 전혈과 동일 개방형여과는 제조 후 24시간	
7. 세척적혈구	1~6℃	제조 후 24시간	
8. 동결해동적혈구	20~24℃	제조 후 10년 개방형은 세척 후 24시간 폐쇄형은 세척 후 10일	
9. 농축백혈구	20~24℃	제조 후 24시간	보관 시 교반 필요
10. 혈소판풍부혈장	20~24℃	제조 후 120시간	보관 시 교반 필요
11. 백혈구여과제거혈소판	20~24℃	폐쇄형 여과는 농축혈소판과 동일 개방형 여과는 제조 후 24시간	보관 시 교반 필요
12. 세척혈소판	20~24℃	제조 후 4시간	
13. 신선액상혈장	1~6℃	제조 후 12시간	
14. 동결혈장	−18℃이하	채혈 후 1년	해동 후 3시간 이내 사용 (다만 1−6℃ 보관하는 경우 24시간까지 사용 가능)
15. 동결침전제제	−18℃ 이하	채혈 후 1년	해동 후 1시간 이내 사용(다만 20−24℃ 보관하는 경우 6시간까지 사용 가능)
16. 동결침전물제거혈장	−18℃ 이하	채혈 후 1년	해동 후 3시간 이내 사용 (다만 1−6℃ 보관하는 경우 24시간까지 사용 가능)
17. 성분채혈적혈구	1~6℃	채혈 후 35일	혈액첨가제 사용 시
18. 성분채혈백혈구	20~24℃	채혈 후 24시간	
19. 성분채혈혈소판백혈구	20~24℃	채혈 후 24시간	보관 시 교반 필요
20. 성분채혈혈소판	20~24℃	제조 후 120시간	
21. 백혈구여과제거 성분채혈혈소판	20−24℃	제조 후 120시간	보관 시 교반 필요
22. 성분채혈혈장	−18℃ 이하	채혈 후 1년	

③ **혈액제제의 공급업무**

- 혈액제제의 보존온도를 유지할 수 있는 적절한 용기에 넣어 운송 · 공급하여야 한다.
- 혈액원은 혈액제제 운송 및 수령확인서를 2부 작성한다.
  - 1부는 3년간 보관
  - 다른 1부는 혈액제제를 수령한 자에게 인계
  - 혈액제제를 수령한 자는 수령확인서를 3년간 보관

● **혈액관리업무 자격**

① 의료기관

② 대한적십자사

③ 혈액제제 제조업자

● **혈액관리 온도**

① **전혈** : 섭씨 1도 이상~ 10도 이하

② **혈소판성분** : 섭씨 20도 이상~ 24도 이하

③ **혈장** : 섭씨 6도 이하

● **헌혈자 신원 확인 및 건강진단**

① 채혈 전 신원 확인 및 건강진단

- 과거의 헌혈경력 및 혈액검사결과와 채혈금지대상자 여부 조회
- 문진 · 시진 및 촉진
- 체온 및 맥박 측정
- 체중 측정
- 혈압 측정
- 빈혈 검사
- 혈소판계수검사

② 감염병 환자 및 건강기준에 미달하는 사람으로부터 채혈을 하여서는 아니 된다.

③ 신원이 확실하지 아니하거나 신원 확인에 필요한 요구에 따르지 아니하는 사람으로부터 채혈을 하여서는 아니 된다.

● **특정수혈부작용의 신고**

① **신고 기한** : 특정수혈부작용이 발생일부터 15일 이내

② **신고 주체** : 의료기관의 장

③ **신고 경로** : 보건소장을 시 · 도지사에게 신고

key point ▶ 다만, 사망의 경우에는 지체 없이 신고

- **특정수혈부작용 및 채혈부작용의 보상**

① 혈액원의 보상금 지급 범위

- 헌혈이 직접적인 원인이 되어 질병이 발생하거나 사망한 채혈부작용자
- 혈액원이 공급한 혈액이 직접적인 원인이 되어 질병이 발생하거나 사망한 특정수혈부작용자

② 보상금의 범위

- 진료비
- 장애인이 된 자에 대한 일시보상금
- 사망한 자에 대한 일시보상금
- 장제비
- 일실(逸失)소득
- 위자료

key point 혈액원의 과실이 없는 경우에는 위자료만 지급할 수 있음

- **기록 작성**

① 혈액원은 혈액관리업무에 관한 기록을 작성하여 갖추어 두어야 한다.

② 기록(전자혈액관리업무기록을 포함한다) 보존 기한 : 10년

- **헌혈증서의 발급 및 수혈비용의 보상**

① 혈액원은 헌혈증서를 헌혈자에게 발급하여야 한다.

② 헌혈증서를 양도받은 자는 의료기관에 헌혈증서를 제출 시 무상으로 수혈받을 수 있다.

③ ②에 따른 수혈을 요구받은 의료기관은 정당한 이유 없이 그 요구를 거부하지 못한다.

④ 보건복지부장관은 의료기관이 헌혈증서로 수혈을 하였을 때 그 비용을 해당 의료기관에 보상하여야 한다.

04 검역법

1) 총칙

- **이 법의 목적**

우리나라로 들어오거나 외국으로 나가는 사람, 운송수단 및 화물을 검역(檢疫)하는 절차와 감염병을 예방하기 위한 조치에 관한 사항을 규정하여 국내외로 감염병이 번지는 것을 방지함으로써 국민의 건강을 유지·보호하는 것을 목적으로 한다.

- **정의**

  검역감염병 : 외국에서 발생하여 국내 유입이 우려되거나 국내에서 발생하여 외국으로 번질 우려가 있어 보건복지부장관이 긴급 검역조치가 필요하다고 인정하는 감염병

- **검역감염병 관련 감시 또는 격리기간**

  ① 콜레라 : 5일(120시간)

  ② 페스트 : 6일(144시간)

  ③ 황열 : 6일(144시간)

  ④ 중증급성 호흡기증후군 : 10일(240시간)

  ⑤ 조류인플루엔자 인체감염증 : 10일(240시간)

  ⑥ 신종인플루엔자 감염증 : 최대 잠복기

2) 검역

- **검역**

  ① 검역대상
  - 사람, 운송수단, 화물
  - 우리나라로 들어오거나 외국으로 나가는 승객, 승무원 등 모든 사람

  ② 검역시간
  - 검역조사의 대상이 검역 장소에 도착하는 즉시

  ③ 검역감염병 환자 등의 격리
  - 질병관리청장이 지정한 검역소 내 격리시설
  - 감염병관리기관, 격리소, 요양소 또는 진료소
  - 자가(自家)
  - 감염병전문병원(국내에 거주지가 없는 경우 질병관리청장이 지정하는 시설 또는 장소)

  ④ 검역감염병 외의 감염병에 대한 예방조치
  - 검역감염병 외의 감염병 환자
  - 검역감염병 외의 감염병 의사환자
  - 검역감염병 외의 감염병으로 죽은 사람의 사체
  - 검역감염병 외의 감염병 병원체에 오염되었거나 오염되었을 가능성이 있는 운송수단

05 국민건강증진법

1) 총칙

- **이 법의 목적**

국민에게 건강에 대한 가치와 책임의식을 함양하도록 건강에 관한 바른 지식을 보급하고 스스로 건강생활을 실천할 수 있는 여건을 조성함으로써 국민의 건강을 증진함을 목적으로 한다.

- **보건의 날 : 4월 7일**

2) 국민건강 관리

- **건강친화 환경 조성 및 건강생활의 지원**

① 국가 및 지방자치단체는 건강친화 환경을 조성하고, 국민이 건강생활을 실천할 수 있도록 지원

② 국가는 혼인과 가정생활을 보호하기 위하여 혼인 전에 혼인 당사자의 건강을 확인하도록 권장

- 자녀에게 건강상 현저한 장애를 줄 수 있는 유전성질환
- 혼인당사자 또는 그 가족에게 건강상 현저한 장애를 줄 수 있는 전염성질환

- **광고 금지**

① 보국민건강의식을 잘못 이끄는 광고에 대한 내용의 변경, 시정을 요구하거나 금지를 명할 수 있음

② 보건복지부장관이 광고내용의 변경 또는 광고의 금지를 명할 수 있는 광고

- 의학 또는 과학적으로 검증되지 아니한 건강비법 또는 심령술의 광고
- 건강에 관한 잘못된 정보를 전하는 광

- **담배에 관한 경고문구**

① 폐암 등의 원인이 될 수 있다는 문구

② 발암성 물질 표기

③ 금연 상담전화 연락처

④ 타르 흡입량은 흡연 습관에 따라 다르다는 문구

- **주류광고의 제한. 금지 특례**

① 주류 광고 가능

- 주류 제조면허나 주류 판매업면허를 받은 자

• 주류를 수입하는 자

② 광고 준수사항

• 음주자에게 주류의 품명 · 종류 및 특징을 알리는 것만 가능
• 음주 권장과 유도 안됨
• 임산부 또는 미성년자의 인물, 목소리 혹은 음주하는 행위를 묘사하지 아니할 것
• 운전이나 작업 중에 음주하는 행위를 묘사하지 아니할 것

의료관계법규는 간호업무와 관련된 보건의료관계 법규들을 학습하여 적법한 업무 수행과 제반법규를 준수함으로써 자신은 물론 대상자를 보호하고 전문성과 역량을 향상하는 과목이다. 또한 국가고시 과락의 주요한 과목이므로 포기해서는 안 되는 중요한 과목이기도 하다. 암기해야 할 분량이 많다고 느껴지면 '의료법'파트만큼은 놓치지 말길 당부한다. 본 교재에서 의료관계법규는 법 개정에 따른 최신 내용으로 구성하였다. 주로 출제되는 문제 : 의료관계법규에서는 주로 의료법 파트에서 다수의 문제가 출제되고 있다. 의료법에서는 의료인/의료기관/의료인의 의무와 권리/자격정지와 면허취소/감염병 예방 및 관리에서는 감염병의 정의와 종류/신고주기 등에 대한 문제들이 출제되고 있다.

example.

Q. 다음 중 의료인에 속하지 않는 직종은?

Q. 다음 중 종합병원의 병상 수는?

Q. 다음 중 제3군 감염병에 해당하지 않는 것은 무엇인가?

PART

04

실기

특별부록1

병원에서 발생한 과실 사례 모음

특별부록2

국가고시 단골문제 모음

병원에서 발생한 과실 사례 모음

1 의료 과실의 인정 기준

의료사고에 있어 의료인의 과실을 인정하기 위해서는 결과 발생을 예견할 수 있고 또 회피할 수 있었음에도 불구하고 이를 하지 못하였음이 인정되어야 하고, 그러한 과실의 유무를 판단함에 있어서는 같은 업무와 직무에 종사하는 일반적 보통인의 주의 정도를 표준으로 하여야 하되, 사고 당시의 일반적인 의학 수준과 의료환경 및 조건, 의료행위의 특수성 등이 고려되어야 한다(대법원 1987. 1. 20. 선고 86다카1469 판결, 대법원 2008. 8. 11. 선고 2008도3090 판결 등).

▷ 의료 과실의 인정 요건 : ① 결과발생을 예견할 수 있을 것, ② 결과발생이 회피 가능하였으나 못하였을 것.

▶ 따라서 결과발생을 예견할 수 없었거나, 결과발생을 회피할 수 없는 상황의 경우에는 의료 과실로 판단하지 않음.

▷ 의료 과실의 판단 기준 : ① 같은 업무와 직무에 종사하는 일반적 보통인의 주의 정도를 표준으로 판단함, ② 사고 당시의 일반적인 의학 수준과 의료환경 및 조건을 고려함, ③ 의료행위의 특수성을 고려함.

▶ 예를 들어 간호사의 경우 동일 업무에 종사하는 일반적인 간호사의 통상 주의의무 정도를 기준으로 판단하게 되고, 사고 당시의 의학 수준이나 의료적 환경 또는 기타의 조건 등도 과실판단의 기준으로 고려됨. 따라서 사고 이후에 새로운 의료기술이나 장비 등이 등장하여 지금은 사고발생의 회피가 가능하더라도 사고 당시의 상황상 사고발생의 회피가 힘든 것이 인정되는 경우에는 의료 과실로 판단하기 곤란함. 또한 매우 특별한 조건의 환자이거나 매우 특별한 상황에서의 수술 등 해당 의료행위의 특수성도 과실판단의 기준이 됨.

2 의료사고에 있어서 의료종사원의 과실유무의 판단기준이 되는 주의의무의 정도

의료취약지역의 주민에 대한 보건의료를 담당하게 하기 위하여 의사가 아닌 간호원, 조산원 등의 자격을 가진 자 중에서 일정 교육을 받게 한 뒤 위촉된 보건진료원이, 스스로 사망한 자에게 스트렙토마이신 주사를 처방한 것도 아니고 사망한 자가 면사무소로부터 받아와서 주사 놓아 줄 것을 부탁하여 이에 응하게 되었으며, 스트렙토마이신이 때로는 부작용을 일으켜 이를 주사를 맞은 환자가 주사 쇼크로 사망할 수도 있다는 점을 알고 있었으므로 이를 주사하기에 앞서 사망한 자의 좌측 팔에 피부반응 시험을 하여 음성반응이 나타나자 주사하였다는 것이고, 또한 스트렙토마이신에 의한 과민성 쇼크사는 매우 드물어 백만 주 사당 1회, 환자 수로는 68,000명당 1명꼴이라는 것인바, 현재의 의학적 수준에서는 이와 같은 사전 피부 반응시험에 의하여 과민성 여부를 미리 알아낼 수 없는 것이라고 하더라도 위와 같은 사정 아래에서 의료취약지역에서 보건진료원으로 종사하는 사람에게 과실이 있었다고 인정하는 것은 몰라도 일반 의사를 기준으로 한 의학적 지식을 요구하여 중과실이 있었다고 인정한 것은 보건진료원을 기준으로 한 일반적인 결과 예견가능성을 인정하기 어렵다고 판단한 사례(대법원 1987. 1. 20. 선고 86다카1469 판결).

▷ 의료사고에 있어서 의료종사원의 과실을 인정하기 위하여서는 의료종사원이 결과발생을 예견할 수 있음에도 불구하고 그 결과발생을 예견하지 못하였고, 그 결과발생을 회피할 수 있었음에도 불구하고 그 결과발생을 회피하지 못한 과실이 검토되어야 함.

▶ 의료사고에 있어서 의료종사원의 과실은 일반적 보통인을 표준으로 하여 요구되는 주의의무를 결한 것으로서 여기에서 일반적 보통인이라 함은 추상적인 일반인이 아니라 그와 같은 업무와 직무에 종사하는 사람을 뜻하는 것이므로, 결국 이와 같은 사람이라면 보통 누구나 할 수 있는 주의의 정도를 표준으로 하여 과실 유무를 논하여야 하며 이에는 사고 당시의 일반적인 의학의 수준과 진료환경 및 조건, 의료행위의 특수성 등이 고려되어야 함.

▷ 사례에서의 보건진료원은 1975.1.10 간호원자격을 얻어 간호원으로 종사하던 중 1981.12.2부터 보건진료소의 진료원으로 근무하게 된 것이며, 한편 이와 같은 보건진료원은 농어촌보건의료를 위한 특별조치법에 의하여 경미한 의료행위를 할 수 있도록 하는 것이므로, 이 사건에 있어서 보건진료원의 과실 여부에 관한 판단은 의사가 아닌 보건진료원의 직무에 종사하는 사람으로서의 일반적인 기준에 따라 결정되어야 함.

▶ 이러한 이유로 일반적인 보건진료원을 기준으로 하여 그 과실을 인정할 수는 있겠으나, 의사를 기준으로 판단한 중과실은 인정할 수 없다고 판단한 사례임.

③ 의료사고에 대한 의료종사자의 과실을 인정하기 위한 요건과 판단 기준

병원 중환자실에서 함께 야간당직 근무를 하면서 급성장염 및 심근경색 등의 증상으로 입원 중인 환자의 상태를 관찰하고 각 증상에 따른 처치를 함에 있어, 당시 환자가 지속적으로 심장박동이 약해지고, 심한 두통, 호흡곤란 및 전신마비 등의 위급한 증상을 나타내고 있었으므로, 이러한 경우 간호사는 즉시 의사에게 그 사실을 알리고, 각 그 증상에 따른 필요한 처치를 하게 하여야 할 업무상 주의의무가 있고, 의사는 사전에 피해자에 대한 경과 기록지를 충분히 검토·확인한 다음 수시로 간호사를 통하거나 직접 피해자의 증상을 확인하여 필요한 처치를 하여야 할 업무상 주의의무가 있음에도, 간호사는 의사의 지시 없이 임의로 진통제인 소페낙과 신경안정제인 디아제팜을 피해자에게 투여하였을 뿐 같은 날 04 : 10경까지 의사에게 피해자의 증상을 알리지 않았고, 의사가 피해자의 상태를 확인한 후인 같은 날 04 : 20경부터 07 : 00경까지 피해자의 몸에 반점이 생기고 검은색 변을 보며 심장박동수가 지속적으로 떨어지는 사실을 의사에게 알리지 않음으로써 의사로 하여금 필요한 처치를 하지 못하게 하여 같은 날 07 : 10경 환자가 심근경색에 의한 급성부정맥으로 사망에 이르게 된 경우 간호사의 과실을 인정한 사례 (대법원 2007. 9. 20. 선고 2006도294 판결)

▷ 야간 당직 간호사가 담당 환자의 심근경색 증상을 당직 의사에게 제대로 보고하지 않음으로써 당직 의사가 필요한 조치를 취하지 못한 채 환자가 사망한 경우, 병원의 야간당직 운영 체계상 당직 간호사에게 환자의 사망을 예견하거나 회피하지 못한 업무상 과실이 있고, 당직 의사에게는 업무상 과실을 인정하기 어렵다고 한 사례임.

▶ 이 사건 병원의 야간당직 운영 체계상 당직 의사는 응급실에서 응급환자를 위주로 진료를 하는 한편, 당직 간호사는 중환자실 또는 일반병실에 입원한 환자들의 상태, 활력징후(혈압, 맥박, 호흡, 체온 등)를 세심하게 관찰하고 이상이 있을 경우 당직 의사에게 보고하여 의사가 중환자실 또는 일반병실의 환자도 진료하기로 되어 있던 사실을 고려한 사례임.

▷ 당직 간호사는 환자가 심근경색을 의심할 수 있는 증상을 계속 보이고 있었고 환자의 가족으로부터도 의사를 불러달라는 요청을 수차 받았는데도 의사에게 제대로 알리지 않음으로써 즉시 필요한 조치를 취하지 못하게 한 업무상 과실이 인정되었음.

▶ 자신이 적절한 조치를 취하지 아니할 경우 사망의 결과가 발생할 수 있으리라는 점도 예견할 수 있었으며, 적절한 시기에 의사에게 피해자의 상태를 보고하였다면 위 결과 발생을 방지할 수 있었다고 보아 당직 간호사의 과실이 인정된 사례임.

4 간호사가 의사의 지시나 위임을 받아 '의사만이 할 수 있는 의료행위'를 한 경우

조산사도 의료법에서 정한 의료인이기는 하나 조산사는 의료행위 중 조산과 임부·해산부·산욕부 및 신생아에 대한 보건과 양호지도에 종사함을 그 임무로 하므로, 조산사가 이를 넘어서 의사만이 할 수 있는 부녀자에 대한 진찰 및 치료 등의 의료행위를 한 경우에는 무면허 의료행위에 해당한다. 또한 의사가 간호사에게 진료의 보조행위를 하도록 지시하거나 위임할 수는 있으나 의사만이 할 수 있는 진료행위 자체를 하도록 지시하거나 위임하는 것은 허용될 수 없으므로, 간호사가 의사의 지시나 위임을 받고 그와 같은 행위를 하였다고 하더라도 이는 무면허 의료행위에 해당한다(대법원 2007. 9. 6. 선고 2006도 2306 판결).

▷ 조산사가 의사만이 할 수 있는 진찰 · 치료 등 의료행위를 한 경우 또는 간호사가 의사의 지시나 위임을 받아 위와 같은 의료행위를 한 경우, 무면허 의료행위에 해당함.

▶ 조산사가 자신이 근무하는 산부인과를 찾아온 환자들을 상대로 진찰 · 환부소독 · 처방전발행 등의 행위를 한 것은 진료의 보조행위가 아닌 진료행위 자체로서 의사의 지시가 있었다고 하더라도 무면허 의료행위에 해당한다고 한 사례임.

5 전문간호사가 자신의 분야에서 의사의 지시나 위임을 받아 '의사만이 할 수 있는 의료행위'를 한 경우

마취전문 간호사로서 의사의 구체적 지시 없이 독자적으로 마취약제와 사용량을 결정하여 치핵제거수술을 받을 피해자에게 척수마취시술을 한 후 집도의가 피해자에 대한 치핵제거수술을 시행하였고 수술현장에서도 집도의를 도와 피해자의 동태를 확인하면서 이상현상을 보이는 경우에 대비하여 응급조치를 준비하여야 함에도 현장을 이탈하는 등 적절한 조치를 취하지 않았을 뿐 아니라, 수술을 받던 피해자가 하체를 뒤로 빼면서 극도의 흥분상태로 소리를 지르는 등 통증을 호소하고 출혈이 발생한 이후에도 마취전문 간호사로서의 필요한 조치를 다 하지 아니한 경우, 간호사의 과실과 집도의의 과실이 경합하여 결국 피해자가 사망에 이르게 된 것으로 판단한 사례(대법원 2010. 3. 25. 선고 2008도590 판결)

▷ 간호사가 '의사만이 할 수 있는 의료행위'를 한 경우에는 무면허 의료행위에 해당함.

▶ 간호사는 '진료의 보조'만이 가능하므로 의사의 구체적 지시해야 하며, 설령 해당 의료행위가 의사의 지시나 위임을 받아 진행된 경우에도 그 간호사의 의료행위가 의사만이 할 수 있는 의료행위에 해당하는 경우에는 무면허 의료행위에 해당함.

▷ 설령 간호사가 해당 분야의 전문간호사 자격을 가지고 있다고 하여도 이러한 원칙은 달라지지 않음.

▶ 전문간호사가 되기 위해서는 간호사로서 일정한 자격을 가지고 자격시험에 합격하여 보건복지부장관의 자격인정을 받아야 하나, 이러한 전문간호사라고 하더라도 마취분야에 전문성을 가지는 간호사인 자격을 인정받은 것뿐이어서 비록 의사의 지시가 있었다고 하더라도 의사만이 할 수 있는 의료행위를 직접 할 수 없는 것은 다른 간호사와 마찬가지라고 판단한 사례임.

▷ 지시를 받아 진행한 무면허 의료행위와는 별도로 간호사로서의 본연의 의료행위를 해태한 경우에는 별도의 의료 과실을 인정함.

▶ 마취전문 간호사가 의사의 구체적 지시 없이 독자적으로 마취약제와 사용량을 결정하여 피해자에게 척수마취시술을 한 경우 무면허 의료행위에 해당하고, 이에 더하여 현장을 이탈하거나 필요한 조치를 다 하지 않는 등 간호사 본연의 진료 보조행위 또한 해태하여 의료 과실도 동시에 인정한 사례임.

6 의사가 간호사의 진료보조행위에 대하여 입회가 필요한 경우의 판단 기준

의사의 처방과 지시에 따라 수술 직후부터 계속하여 항생제, 진통소염제 등의 주사액이 간호사들에 의하여 환자의 대퇴부 정맥에 연결된 튜브를 통하여 투여됐으므로 사고 당일 주사행위 자체에 특별한 위험성이 있었다고 볼 수 없고, 의사가 입회하지 않더라도 간호사가 주사의 부위 및 방법에 관하여 착오를 일으킬 만한 사정도 없었던 점, 신체에 직접 주사하여 주사액을 주입하는 것이 아니라 대퇴부정맥에 연결된 튜브를 통하여 주사액을 주입하는 행위는 투약행위에 가깝다는 점, 담당 간호사의 경력과 그가 취한 행동에 비추어 볼 때 환자에 대한 주사의 부위 및 방법에 관하여 정확히 이해하고 있었고 그의 자질에 문제가 없었던 것으로 보이는 점, 환자는 주사로 인한 부작용 발생 여부에 대한 검사가 끝난 상태이고 수술 뒤 상태가 다소 호전되었을 뿐만 아니라 이 사건 사고 전까지 주사로 인한 부작용이 발생하지 아니하였던 점, 의사로서는 자신의 지시를 받은 간호사가 자신의 기대와는 달리 간호실습생에게 단독으로 주사하게 하리라는 사정을 예견할 수도 없었다는 점 등을 종합하여 보면, 의사로 하여금 그 스스로 직접 주사를 하거나 또는 직접 주사하지 않더라도 현장에 입회하여 간호사의 주사행위를 직접 감독할 업무상 주의의무가 있다고 보기 어렵다고 본 사례(대법원 2003. 8. 19. 선고 2001도3667 판결)

▷ 간호사가 의사의 처방에 의한 정맥주사(Side Injection 방식)를 의사의 입회 없이 간호실습생(간호학과 대학생)에게 실시하도록 하여 발생한 의료사고에 대한 의사의 과실을 부정한 사례임.

▶ 간호사가 '진료의 보조'를 함에 있어서는 모든 행위 하나하나마다 항상 의사가 현장에 입회하여 일일이 지도 · 감독하여야 한다고 할 수는 없고, 경우에 따라서는 의사가 진료의 보조행위 현장에 입회할 필요 없이 일반적인 지도 · 감독을 하는 것으로 족한 경우도 있을 수 있다 할 것인데, 여기에 해당하는 보조행위인지 여부는 보조행위의 유형에 따라 일률적으로 결정할 수는 없고 구체적인 경우에 있어서 그 행위의 객관적인 특성상 위험이 따르거나 부작용 혹은 후유증이 있을 수 있는지, 당시의 환자 상태가 어떠한지, 간호사의 자질과 숙련도는 어느 정도인지 등의 여러 사정을 참작하여 개별적으로 결정하여야 한다고 본 사례임.

7 간호사의 '진료의 보조'에 대한 판단 기준

보험회사와 방문검진 위탁계약을 체결한 후 고용된 간호사들로 하여금 보험가입자들의 주거에 방문하여 의사의 지도·감독 없이 문진, 신체계측, 채뇨, 채혈 등을 하게 한 뒤 이를 바탕으로 건강검진 결과서를 작성하여 보험회사에 통보하는 등 업무를 하고 대가를 받는 등의 행위에 대하여, 이러한 건강검진은 피검진자의 신체부위의 이상 유무 내지 건강상태를 의학적으로 확인·판단하기 위하여 행하여지는 것으로서 이를 통하여 질병의 예방 및 조기발견이 가능할 뿐만 아니라 의학적 전문지식을 기초로 하는 경험과 기능을 가진 의사가 행하지 아니하여 결과에 오류가 발생할 경우 이를 신뢰한 피검진자의 보건위생상 위해가 생길 우려가 있으므로 의료행위에 해당하고, 비록 위 건강검진이 보험회사가 피검진자와 보험계약을 체결할지 여부를 결정하기 위한 것이라 하더라도 위와 같은 의료행위로서 성질과 기능이 상실되는 것은 아니므로 계속적·반복적으로 건강검진을 실시한 행위는 영리를 목적으로 한 무면허 의료행위에 해당한다고 판단한 사례(대법원 2012. 5. 10. 선고 2010도5964 판결)

▷ 의사가 보험회사와 방문검진 위탁계약을 체결한 후 고용된 간호사들로 하여금 보험가입자들의 주거에 방문하여 의사의 지도 · 감독 없이 문진, 신체계측 등을 하게 한 뒤 건강검진 결과서를 작성하여 보험회사에 통보하는 등의 행위가 무면허 의료행위에 해당한다고 본 사례임.

▶ 의사가 간호사에게 의료행위의 실시를 개별적으로 지시하거나 위임한 적이 없음에도 간호사가 그의 주도 아래 전반적인 의료행위의 실시 여부를 결정하고 간호사에 의한 의료행위의 실시과정에도 의사가 지시 · 관여하지 아니한 경우에는 무면허 의료행위에 해당함.

▷ 의사가 간호사로 하여금 의료행위에 관여하게 하는 경우에도 그 의료행위는 의사의 책임 아래 이루어지는 것이고 간호사는 그 보조자에 불과함. 간호사가 '진료의 보조'를 하는 경우 모든 행위 하나하나마다 항상 의사가 현장에 입회하여 일일이 지도 · 감독하여야 한다고 할 수는 없고, 경우에 따라서는 의사가 진료의 보조행위 현장에 입회할 필요 없이 일반적인 지도 · 감독을 하는 것으로 충분한 경우도 있을 수 있으나, 이는 어디까지나 의사가 그의 주도로 의료행위를 실시하면서 그 의료행위의 성질과 위험성 등을 고려하여 그중 일부를 간호사로 하여금 보조하도록 지시 내지 위임할 수 있다는 것을 의미하는 것에 그치는 것임.

▶ 의사가 간호사에게 의료행위의 실시를 개별적으로 지시하거나 위임한 적이 없음에도 간호사가 그의 주도 아래 전반적인 의료행위의 실시 여부를 결정하고 간호사에 의한 의료행위의 실시과정에도 의사가 지시 · 관여하지 아니한 경우라면 이는 무면허 의료행위에 해당하고, 의사가 이러한 방식으로 의료행위가 실시되는 것에 대하여 간호사와 함께 공모하여 그 공동의사에 의한 기능적 행위지배가 있었다면 의사도 무면허 의료행위의 공동정범으로서의 죄책을 부담함.

❽ 간호조무사의 업무 중 '진료보조'의 의미

간호조무사 A가 산통으로 내원한 임산부에 대하여 임의로 무통주사와 수액주사를 처치하고 내진을 하는 등 의료행위를 한 사안에서, A의 진료행위가 간호조무사가 할 수 있는 진료보조행위 범위를 벗어났다고 본 사례(대법원 2011. 7. 14. 선고 2010도1444 판결)

▷ 의사가 환자를 전혀 진찰하지 않은 상태에서 간호조무사가 단독으로 진료행위를 하는 것은 진료보조행위에 해당하지는 않는다고 본 사례임.

▶ 이러한 판단은 간호사의 경우와 동일하다고 할 수 있음.

9 간호사가 의사의 진료를 보조할 경우 의사의 지시에 따를 의무가 있는지 여부

담당 의사가 췌장 종양 제거수술 직후의 환자에 대하여 1시간 간격으로 4회 활력징후를 측정하라고 지시를 하였는데, 일반병실에 근무하는 간호사 A가 중환자실이 아닌 일반병실에서는 그러할 필요가 없다고 생각하여 2회만 측정한 채 3회차 이후 활력징후를 측정하지 않았고, A와 근무교대한 간호사 B 역시 자신의 근무시간 내 4회차 측정시각까지 활력징후를 측정하지 아니하였으며, 환자가 그 시각으로부터 약 10분 후 심폐 정지상태에 빠졌다가 이후 약 3시간이 지나 과다출혈로 사망한 사안에 대하여, 1시간 간격으로 활력징후를 측정하였더라면 출혈을 조기에 발견하여 수혈, 수술 등 치료를 받고 환자가 사망하지 않았을 가능성이 충분하다고 보일 뿐 아니라 A와 B가 의사의 지시를 수행할 의무가 있음에도 3회차 측정시각 이후 4회차 측정시각까지 활력징후를 측정하지 아니한 업무상과실이 있다고 본 사례(대법원 2010. 10. 28. 선고 2008도8606 판결)

▷ 간호사가 수술 직후의 환자에 대한 진료를 보조하면서 1시간 간격으로 4회 활력징후를 측정하라는 담당 의사의 지시에 따르지 아니하였고 그 후 위 환자가 과다출혈로 사망한 사안에 대하여 간호사들의 업무상과실이 있다고 한 사례임.

▶ 의사는 의료에 종사하고, 간호사는 간호 또는 진료의 보조 등에 종사한다고 규정하고 있으므로, 간호사가 의사의 진료를 보조할 경우에는 특별한 사정이 없는 한 의사의 지시에 따라 진료를 보조할 의무가 있다고 판단한 사례임.

10 간호사의 업무상 주의의무

경력이 오래된 간호사라 하더라도 단지 잘 모르는 약제가 처방되었다는 등의 사유만으로 그 처방의 적정성을 의심하여 의사에게 이를 확인하여야 할 주의의무까지 있다고 보기는 어렵다고 할 것이지만, 환자에 대한 투약 과정 및 그 이후의 경과를 관찰·보고하고 환자의 요양에 필요한 간호를 수행함을 그 직무로 하는 종합병원의 간호사로서는 그 직무 수행을 위하여 처방 약제의 투약 전에 미리 그 기본적인 약효나 부작용 및 주사 투약에 따르는 주의사항 등을 확인·숙지하여야 할 의무가 있다 할 것인바, 이 사건 처방의 경위와 베큐로니움의 특수한 용도 및 그 오용의 치명적 결과 등을 감안할 때, 만일 베큐로니움이라는 약제가 수술 후 회복과정에 있는 환자에게는 사용할 수 없는 성질이며 특히 인공호흡의 준비 없이 투여되어서는 안 된다는 등의 약효와 주의사항 및 그 오용의 치명적 결과를 미리 확인하였다면 위 처방이 너무나 엉뚱한 약제를 투약하라는 내용이어서 필시 착오 또는 실수에 기인한 것으로 의심할 만한 사정이 있음을 쉽게 인식할 수 있었다 할 것이고, 그러한 사정이 있다면 간호사에게는 그 처방을 기계적으로 실행하기에 앞서 당해 처방의 경위와 내용을 관련자에게 재확인함으로써 그 실행으로 인한 위험을 방지할 주의의무가 있다고 판단한 사례(대법원 2009. 12. 24. 선고 2005도8980 판결)

▷ 의사들의 주의의무 위반과 처방체계상의 문제점으로 인하여 수술 후 회복과정에 있는 환자에게 인공호흡 준비를 갖추지 않은 상태에서는 사용할 수 없는 약제가 잘못 처방되었고, 종합병원의 간호사로서 환자에 대한 투약 과정 및 그 이후의 경과 관찰 등의 직무 수행을 위하여 처방 약제의 기본적인 약효나 부작용 및 주사 투약에 따르는 주의사항 등을 미리 확인 · 숙지하였다면 과실로 처방된 것임을 알 수 있었음에도 그대로 주사하여 환자가 의식불명 상태에 이르게 된 사안에서, 간호사에게 업무상과실치상의 형사책임을 인정한 사례임.

▶ 통상 의사의 처방 및 투약지시에 따르게 되는 간호사에 대하여, 지시가 내려진 약제의 약효 등을 확인하지 않음으로써 그 투약의 위험성을 인식하지 못하고 처방내용을 재확인할 기회를 놓친 점, 약제를 인수한 후에도 그 약효나 부작용을 전혀 알지 못하였었음에도 불구하고 그에 관해 아무 확인도 하지 아니한 채 정맥주사의 방법으로 환자에게 이를 투약했다는 점을 두고 간호사로서의 주의의무를 위반한 과실을 인정한 사례이므로, 간호사에 대하여 의사처방에 대한 확인의무를 인정한 것이라 할 수 있음.

특별부록 2 | 국가고시 단골문제 모음

I. 기초간호학 개요(35문항)

01 인체를 구성하는 뼈는 총 몇 개로 구성되는가?

① 100개 ② 206개
③ 216개 ④ 260개
⑤ 266개

02 우리나라 최초로 간호교육을 실시한 간호양성소는?

① 시화병원 ② 대구의료원
③ 서울대학교병원 ④ 광혜원
⑤ 보구여관

03 대사된 약물이 체외로 배설될 수 있도록 하는 가장 주요한 기관은?

① 위 ② 간
③ 피부 ④ 신장
⑤ 소장

04 다음 비타민 중 결핍 시 괴혈병을 발생시키는 영양소는?

① 비타민 B1 ② 비타민 B2
③ 비타민 B6 ④ 비타민 B12
⑤ 비타민 C

05 다음, 다뇨, 다식의 3대 증상을 대표적으로 하며 인슐린의 결핍으로 발생하는 내분비계 질환은?

① 부신피질 기능 저하증
② 거인증
③ 그레이브병
④ 크레티니즘
⑤ 당뇨

06 의료기관에 근무 중인 간호조무사 복장과 거리가 먼 것은?

① 간호조무사의 복장은 기관에서 직급을 표시한다.
② 항상 위생적으로 청결해야 하며 단정해야 한다.
③ 근무복을 입고 근무하는 기관 밖으로 나가지 않는다.
④ 신발을 구겨 신지 않도록 한다.
⑤ 고쳐 입거나 짧게 입어 업무에 지장을 받지 않도록 한다.

07 치과 및 기타 상처 처치 시 국소마취에 사용되는 약물은?

① 리도카인 ② 아트로핀
③ 테트라사이클린 ④ 리튬
⑤ 아세트아미노펜

08 니트로글리세린으로 통증이 완화되는 노년기 대표적인 순환기계 질환은?

① 당뇨 ② 협심증
③ 부정맥 ④ 고혈압
⑤ 류마티스관절염

09 안압을 하강하여 시력감소, 두통, 충혈, 구토 등의 증상을 완화할 수 있는 노년기의 질환은?

① 녹내장 ② 배내장
③ 시신경장애 ④ 안구건조증
⑤ 뇌경색

10 간호조무사의 간호 업무로 거리가 먼 것은?

① 환자의 입원 시 병동 안내를 한다.
② 환자 진찰 시 의사의 진료를 보조한다.

③ 검사와 처치를 위한 물품들을 카운트하고 준비한다.
④ 환자의 검사 이동에 따라 동행한다.
⑤ 처방에 따라 약물을 투여한다.

11 **투약 관련한 약어이다. 취침 전 투약을 뜻하는 것은 무엇인가?**

① pc ② tid
③ qod ④ prn
⑤ hs

12 **피부의 기능을 잘못 설명한 것은?**

① 체온을 조절한다.
② 수분과 노폐물을 배설하는 통로가 된다.
③ 차가움과 따뜻한 감각을 느낀다.
④ 외부로부터의 세균이 인체에 침입하지 못하도록 신체를 보호한다.
⑤ 호흡을 조절한다.

13 **백혈구의 기능과 정상수치가 차례대로 바르게 연결된 것은?**

① 식균작용, 450만~500만
② 식균작용, 5천~1만
③ 산소운반, 1만5천~3만
④ 혈액응고, 5천~1만
⑤ 식균작용, 50만~100만

14 **임산부의 산전 진료 시 적절한 체위는 무엇인가?**

① 슬흉위 ② 절석위
③ 좌위 ④ 심스
⑤ 복위

15 **직장이나 질 등 체강 내로 투여되는 약의 형태는 무엇인가?**

① 좌약 ② 패치
③ 로션 ④ 파우더
⑤ 캡슐

16 **치과 진료 시 간호조무사의 업무로 거리가 먼 것은?**

① 진료 예약 및 안내
② 진공 흡인
③ 양치질 교육
④ 치주염 진단
⑤ 환자 위치 관찰

17 **다음 중 비뇨기계의 구조가 순서대로 바르게 나열된 것은?**

① 신장 → 요관 → 방광 → 요도
② 신장 → 요도 → 방광 → 요도
③ 방광 → 요관 → 신장 → 요도
④ 방광 → 요도 → 신장
⑤ 방광 → 요관 → 요도

18 **강심제를 투여하는 대상자에게 가장 중요한 활력징후는?**

① 혈압 ② 맥박
③ 체온 ④ 호흡
⑤ 이완기압

19 **다음 중 당뇨병 대상자 간호에 있어 가장 유의해야 할 것은?**

① 발 관리 ② 비뇨기계 감염
③ 호흡기계 질환 ④ 전해질 불균형
⑤ 우울감

20 **활력징후 중 체온에 대한 설명으로 거리가 먼 것은?**

① 스트레스는 부교감 신경이 자극되어 체온이 하강한다.
② 영아는 체온 조절에 취약하다.
③ 소아의 체온은 성인보다 약간 높고, 노인은 상대적으로 낮다.
④ 여성 배란기에 상승한다.
⑤ 하루 중 다양한 변화에 따라 체온도 변할 수 있다.

21 **다음 중 무의식 대상자에게 가장 중요한 간호는?**

① 기도 유지　② 활력징후 안정
③ 산소 공급　④ 욕창 예방
⑤ 전해질 균형

22 **욕창의 초기 단계에 발생할 수 있는 증상은 무엇인가?**

① 근육의 파열　② 근육 괴사
③ 가려움　④ 부종
⑤ 발적

23 **정상적인 분만을 위한 가장 이상적인 태아의 체위는 무엇인가?**

① 둔위　② 복위
③ 두정위　④ 안면위
⑤ 족위

24 **찰과상의 증상을 가장 바르게 설명한 것은?**

① 피부가 정확히 분리된 상태이다.
② 피부가 찢어진 상태이다.
③ 피부가 찢어진 후 감염이 발생한 상태이다.
④ 피부가 찔려 출혈이 많은 상태이다.
⑤ 피부가 긁힌 상태이다.

25 **다음 중 당뇨의 3대 증상은?**

① 다음, 다뇨, 소식
② 다음, 혈압 상승, 체중 감소
③ 황달, 핍뇨, 다식
④ 다음, 다뇨, 다식
⑤ 핍뇨, 체중 감소, 소식

26 **관상동맥으로 혈액을 공급받는 순환기계 장기는 무엇인가?**

① 뇌　② 간
③ 심장　④ 췌장
⑤ 폐포

27 **맥박에 대한 설명으로 맞는 것은?**

① 갑상선 기능이 항진되면 맥박은 저하된다.
② 출혈 시 맥박은 상승한다.
③ 고령일수록 맥박은 증가한다.
④ 신체활동은 맥박을 저하한다.
⑤ 디곡신은 맥박을 증가시킨다.

28 **고압 증기 멸균법에서 가장 적당한 온도와 시간은?**

① 10℃, 20분
② 110℃, 20분
③ 120℃, 30분
④ 120℃, 120분
⑤ 180℃, 10분

29 **협심증 대상자에게 설하로 투여해야 하는 응급 약물은?**

① 니트로글리세린
② 모르핀
③ 아트로핀
④ 리도카인
⑤ 디곡신

30 **임종의 단계 중 부정의 단계에 해당하는 것은?**

① 열심히 살았으니 오래 살 거로 생각한다.
② 의료기관의 진단을 오진이라 생각한다.
③ 죽음을 수용하면서 기다리는 단계이다.
④ 화를 내다 우울감에 빠지는 기복이 심해지는 단계이다.
⑤ 슬픔에 빠져드는 단계이다.

31 **반복적인 약물 사용으로 용량을 늘리지 않으면 효과가 없는 상태를?**

① 금단증상　② 중독증상
③ 오용　④ 남용
⑤ 내성

32 모르핀 투여 시 꼭 확인해야 하는 활력징후는?

① 호흡 ② 이완기혈압
③ 맥박 ④ 체온
⑤ 수축기혈압

33 대사된 약물이 체외로 배설되는 가장 주요한 기관은?

① 순환기 ② 신장
③ 피부 ④ 간
⑤ 위

34 여성 내부 생식기 구조에 해당하지 않는 것은?

① 질 ② 자궁
③ 난소 ④ 난관
⑤ 전립선

35 뼈의 재생이 이루어지는 곳은?

① 인대 ② 골막
③ 골수 ④ 치밀골
⑤ 법랑질

II. 보건간호학 개요(15문항)

36 기후를 구성하는 요소를 모두 고르면?

가. 기온	나. 기습
다. 기류	라. 복사열

① 가, 나, 다 ② 가, 다
③ 나, 라 ④ 라
⑤ 가, 나, 다, 라

37 온도가 높은 상태에서 습도까지 높아 느껴지는 불쾌감을 무엇이라고 하는가?

① 엘리뇨 ② 불감기류
③ 불쾌지수 ④ 일교차
⑤ 연교차

38 다수가 모인 장소에 환기가 부족할 때 나타나는 현상으로 두통, 어지러움, 현기증, 구토와 불쾌감을 느끼는 상태를?

① 엘리뇨 ② 군집독
③ 불쾌지수 ④ 스모그 현상
⑤ 열섬현상

39 오염된 물이 원인으로 인해 발생하는 감염병은 무엇인가?

① 콜레라 ② 디프테리아
③ 상기도감염 ④ 식중독
⑤ B형 간염

40 군집독의 원인이 되는 물질은 무엇인가?

① N ② CO2
③ SO2 ④ N2
⑤ DO

41 다음 중 독소가 잘못 연결된 것은?

① 복어 – 테트로도톡신
② 감자 – 솔라닌
③ 버섯 – 솔라닌
④ 조개 – 미틸로톡신
⑤ 굴 – 베네루핀

42 다음 중 산성비의 원인으로 옳은 것은?

① N ② CO2
③ SO2 ④ N2
⑤ DO

43 가정 방문 시 가장 먼저 방문해야 할 대상자는?

① 미숙아
② 영유아
③ 당뇨환자
④ 감염병 환자
⑤ 고혈압 환자

44 수질 오염과 관련된 대장균 수의 기준은?

① 물 1cc에 100마리 이하여야 한다.
② 물 100cc에 100마리 이하여야 한다.
③ 물 100cc에 5마리 이하여야 한다.
④ 물 100cc에 2마리 이하여야 한다.
⑤ 물 100cc에 한 마리도 없어야 한다.

45 기온역전을 잘 설명한 것은?

① 환경오염과는 상관이 없다.
② 하부층의 온도가 높아진 상태를 말한다.
③ 짙은 안개가 발생하는 상태이다.
④ 하부층의 기온이 상부층보다 낮은 경우를 말한다.
⑤ 일교차의 개념과 동일하다.

46 직업과 관련한 다음 질병의 원인으로 잘못 연결된 것은?

① 기압–잠함병
② 진동–레이노씨병
③ 분진–골연화증
④ 낮은 조도–안구진탕
⑤ 수분과 염분의 소실–열경련

47 감염형 식중독에 해당하는 것끼리 묶인 것은?

① 살모넬라–포도상구균
② 병원성 대장균–장염 비브리오균
③ 장염 비브리오균–포도상구균
④ 살모넬라–병원성 대장균
⑤ 살모넬라–장염 비브리오균

48 기본지식이 없는 대상자에게 이용되며 단시간에 많은 정보를 전달하고자 할 때 효과적인 교육방법은?

① 역할극 ② 강의
③ 브레인스토밍 ④ 패널토의
⑤ 분단토의

49 보건교육의 중요성을 바르게 설명한 것은?

① 건강문제에 대한 심각성을 알리고 홍보를 하기 위해서
② 지역사회 건강문제를 전문기관으로 의뢰하기 위해서
③ 스스로 자신의 건강을 지킬 수 있는 능력을 갖추게 하기 위해서
④ 질병의 조기진단과 치료를 위해서
⑤ 지역사회 간호사업의 활성화를 위해서

50 다음 중 장티푸스의 주된 전파 경로는 무엇인가?

① 오염된 음식이나 물
② 흙과 모래
③ 피부의 상처
④ 성적접촉
⑤ 쥐

III. 공중보건학 개론(20문항)

51 다음 중 의료인이 아닌 것은?

① 물리치료사 ② 한의사
③ 치과의사 ④ 간호사
⑤ 의사

52 다음 중 의료기관이 아닌 기관은?

① 보건지소 ② 한의원
③ 조산원 ④ 의원
⑤ 치과의원

53 지역사회의 다양한 건강요구를 전문 의료가 가능한 곳으로 의뢰하는 것은 다음 지역사회 간호사의 역할 중 무엇인가?

① 알선자 ② 촉진자
③ 대변자 ④ 간호제공자
⑤ 조정자

54 **지역사회에서 간호의 대상이 되는 대상은?**

① 개인
② 영유아
③ 아동
④ 지역사회 성인
⑤ 모든 지역사회 주민

55 **다음 중 의료법의 목적을 가장 잘 설명한 것은?**

① 국민의 건강을 보호하고 증진하는 데 목적이 있다.
② 국민의 건강을 유지, 증진하고 보건의료의 수준을 향상하는 데 목적이 있다.
③ 국민의 보건 의식을 향상하는 데 목적이 있다.
④ 감염병의 발생과 유행을 방지하는 데 목적이 있다.
⑤ 국민을 위한 의료의 질 향상에 이바지함을 목적으로 한다.

56 **다음 중 5년 보존하여야 하는 기록은?**

① 수술기록부 ② 진료기록부
③ 진단서 ④ 처방전
⑤ 간호기록부

57 **생물테러감염병 또는 치명률이 높거나 집단 발생이 우려가 커서 발생 또는 유행 즉시 신고해야 하는 감염병은?**

① 제1급 감염병 ② 제2급 감염병
③ 제3급 감염병 ④ 제4급 감염병
⑤ 기생충 감염병

58 **의료기관 개설 시 시 · 도지사의 허가를 받아야 하는 의료기관은?**

① 한의원 ② 병원
③ 조산원 ④ 보건소
⑤ 정신과 의원

59 **필수 예방접종을 실시하는 주체는?**

① 보건소장
② 시 · 도지사
③ 시장 · 군수 · 구청장
④ 보건복지부장관
⑤ 보험공단이사

60 **다음 중 신체검진 순서 중 복부 부위의 검진 순서는?**

① 촉진 → 청진 → 시진 → 타진
② 시진 → 청진 → 타진 → 촉진
③ 타진 → 청진 → 시진 → 촉진
④ 촉진 → 청진 → 시진 → 타진
⑤ 시진 → 촉진 → 타진 → 청진

61 **간호조무사의 자격인정은 누가 하는가?**

① 보건진료소장
② 보건복지부장관
③ 질병관리청장
④ 시 · 군 · 구청장
⑤ 보건소장

62 **다음 중 건열 멸균에 적합하지 않은 것은?**

① 오일류
② 고무
③ 날이 있는 기구
④ 바셀린, 연고
⑤ 파우더

63 **의사가 결핵 환자를 진단하였을 경우 관할 보건소장에게 신고하는 주기로 바른 것은?**

① 즉시
② 24시간 이내에 신고
③ 48시간 이내에 신고
④ 72일 이내에 신고
⑤ 2주 이내에 신고

64 **의료인의 의무가 아닌 것은?**

① 의료 기술 보호
② 비밀 누설 금지
③ 진단서 교부
④ 태아 성감별 행위 금지
⑤ 진료 거부 금지

65 **보건소장은 '예방접종 후 이상 반응자의 명부'를 몇 년간 보관해야 하는가?**

① 2년 ② 3년
③ 5년 ④ 10년
⑤ 20년

66 **임신중독증의 3대 증상으로 묶인 것은?**

① 핍뇨-부정맥-부종
② 고혈압-오심-구토
③ 고혈압-당뇨-부종
④ 고혈압-단백뇨-부종
⑤ 저혈압-단백뇨-부종

67 **지역사회 건강에 영향을 미치는 요인으로 거리가 먼 것은?**

① 지역주민들의 경제수준
② 지역사회 보건의료 전달체계
③ 주민들의 성격
④ 환경적 위해 요인
⑤ 이용 가능한 지역사회 내 의료기관 수

68 **건강관리실 위치 선정의 기준에 대한 설명으로 거리가 먼 것은?**

① 교통이 편리하여 접근성이 용이해야 한다.
② 위생적으로 관리되는 화장실과 수도시설이 있어야 한다.
③ 환기 장치가 적절하여 쾌적해야 한다.
④ 비밀 보장이 가능한 공간이 마련되어 있어야 한다.
⑤ 종교적, 정치적 건물에 위치하도록 한다.

69 **다음 중 진단서의 보존 연한으로 옳은 것은?**

① 2년 ② 3년
③ 5년 ④ 10년
⑤ 15년

70 **혈액관리를 할 수 없는 기관은?**

① 병원 ② 종합병원
③ 치과병원 ④ 요양원
⑤ 한방병원

IV. 실기(30문항)

71 **호흡곤란 대상자에게 적합한 체위는 다음 중 무엇인가?**

① 반좌위 ② 쇄석위
③ 측위 ④ 앙와위
⑤ 슬흉위

72 **마약성 진통제인 모르핀 투약 금지 대상자는?**

① 호흡이 12회 이하인 자
② 호흡이 14회 이상인 자
③ 호흡이 22회 측정되는 자
④ 호흡곤란이 없는 대상자
⑤ 맥박이 66회로 측정되는 자

73 **상처 치유에 영향을 미치는 요소가 아닌 것은?**

① 성별
② 고령
③ 비만 정도
④ 불안심리
⑤ 기저질환으로 스테로이드 투여

74 **수술 날 간호에 해당하는 것은?**

① 금식 ② 심호흡연습
③ 다리운동 ④ 기침
⑤ 속옷 탈의

75 하지 절단 수술을 받은 대상자의 하지 말단에 적용될 수 있는 적절한 붕대법은?

① 환행대　② T-바인더
③ 회귀대　④ 환행대
⑤ 8자대

76 잠혈검사를 위해 3일 전부터 섭취를 피해야 하는 것은?

① 생선　② 사과
③ 보리밥　④ 철분제제
⑤ 영양제

77 사후 간호에서 사체를 반듯하게 눕히는 이론적 근거는 무엇인가?

① 사체를 이동하기 좋게 하기 위함이다.
② 가족들이 보기에 좋게 하기 위함이다.
③ 의사의 처방대로 따르는 것이다.
④ 영안실의 요청 때문이다.
⑤ 사후강직이 오기 때문이다

78 다음 중 수술 후 발생할 수 있는 호흡기계 합병증을 고르면?

가. 무기폐 나. 폐렴 다. 만성폐쇄성폐질환 라. 기관지확장증

① 가, 나　② 가, 나, 다
③ 가, 나, 다, 라　④ 가, 라
⑤ 라

79 수술 후 의식이 없는 환자의 고개를 옆으로 하는 이유는?

① 분비물이 기도 내로 흡인될 수 있기 때문이다.
② 휴식과 안정을 주는 체위이기 때문이다.
③ 두통과 어지러움을 예방할 수 있기 때문이다.
④ 안압을 하강시켜 주기 때문이다.
⑤ 식욕을 촉진해 줄 수 있기 때문이다.

80 소화기계의 출혈을 멈추게 하기 위한 관장은?

① 수지관장　② 약물관장
③ 수렴관장　④ 배출관장
⑤ 구풍관장

81 열에 약한 고무제품이나 각종 카테터 소독에 적합한 멸균법은?

① 건열 멸균법
② 고압 증기 멸균법
③ 자비 소독
④ E.O 가스
⑤ 종말 소독

82 간호 기록에 대한 설명으로 틀린 것은?

① 법적 근거로 사용되므로 정확하게 기록해야 한다.
② 통계와 교육 자료로 사용되기도 한다.
③ 사실에만 기반하여 작성되어야 하며 주관적 해석이 기록되면 안 된다.
④ 환자라는 주어는 생략한다.
⑤ 간호계획 단계에서 수행 전에 기록한다.

83 다음 중 가장 빠른 투약 효과를 기대할 수 있는 주사법은?

① 경구투여　② 정맥주사
③ 근육주사　④ 피내주사
⑤ 피하주사

84 수술 전 호흡기계의 분비물을 감소시키기 위한 목적으로 투여되는 약물은?

① 아트로핀　② 리튬
③ 아스피린　④ 디곡신
⑤ 디아제팜

85 억제대 적용 시간을 관찰하면서 중간에 풀어주는 목적은?

① 환자의 효율적인 호흡을 위해서이다.
② 환자에게 휴식과 안정을 제공하기 위함이다.
③ 환자의 인권을 보장하기 위함이다.
④ 수시로 확인하여 혈액순환 장애가 발생하지 않도록 하기 위함이다.
⑤ 환자의 수면에 도움을 주기 위함이다.

86 욕창의 가장 큰 원인이 되는 요인은 무엇인가?

① 부족한 영양
② 부족한 환기
③ 빈혈
④ 부족한 운동
⑤ 특정부위의 압력

87 안전하고 청결한 병원 환경에 관한 설명으로 거리가 먼 것은?

① 바닥의 비질은 하지 않는다.
② 병실 바닥의 물은 낙상을 예방하기 위해 발견 즉시 닦는다.
③ 경련이 발생한 대상자에게 조명을 밝게 하여 불안하지 않도록 한다.
④ 침상 난간은 항상 올려둔다.
⑤ 눈 수술 대상자는 수술 후 조명을 어둡게 해준다.

88 수술 전 관장하는 이유를 잘 설명한 것은?

① 소화기계 부위의 수술 대상자에게만 적용한다.
② 소화기계 합병증을 예방하기 위한 조치이다.
③ 쇼크에 대비하기 위한 절차이다.
④ 수술 부위를 오염시킬 수 있는 배변을 미리 막기 위함이다.
⑤ 마취 유도를 쉽게 하기 위함이다.

89 혈압 측정 시 주로 사용되는 동맥은?

① 척골동맥 ② 경동맥
③ 족배동맥 ④ 측두동맥
⑤ 상완동맥

90 복부 진찰을 위한 적합한 체위는?

① 반좌위 ② 배횡와위
③ 쇄석위 ④ 절석위
⑤ 심스위

91 비정상적인 심박동을 스스로 느끼는 상태를 무엇이라고 하는가?

① 호흡곤란 ② 부정맥
③ 빈맥 ④ 심계항진
⑤ 맥압

92 통목욕에 대한 방법과 안전에 대한 설명으로 옳지 않은 것은?

① 환자가 원하면 목욕 시간을 30분 이상 길게 하여 최대한 이완할 수 있도록 한다.
② 적당한 물의 온도는 42~44℃이다.
③ 이동이 가능하며 움직일 수 있는 대상자만 가능하다.
④ 미끄러지거나 넘어지지 않도록 주의한다.
⑤ 안전사고를 위해 문을 안에서 잠그지 않도록 한다.

93 E.O 가스 멸균법에 대한 설명으로 거리가 먼 것은?

① 고온을 이용한 멸균법이다.
② 비경제적이다.
③ 인체에 해로울 수 있다.
④ 통기 시간이 최소 8~16시간 필요하다.
⑤ 열에 약한 기구에 적합한 멸균법이다.

94 **다음 중 기관지 내관 소독 시 가장 적합한 소독액은?**

① 베타딘　② 과산화수소
③ 70% 알코올　④ 붕산수
⑤ 생리식염수

95 **수술 전 대상자에게 반드시 교육하여야 하는 내용은?**

① 걷기 연습
② 기침과 심호흡 연습
③ 스스로 투약
④ 퇴원 교육
⑤ 삼키는 연습

96 **다음 중 활력징후 측정이 필요한 대상자를 모두 고르면?**

> 가. 입원한 환자
> 나. 디곡신을 투여하였을 경우
> 다. 수술 후
> 라. 환자가 호흡곤란과 두통을 호소하는 경우

① 가, 나, 다　② 가, 다
③ 나, 라　④ 라
⑤ 가, 나, 다, 라

97 **변비 증상을 호소하는 대상자에게 제공할 수 있는 식이는?**

① 수분 제한　② 고섬유질
③ 비타민 C　④ 육류
⑤ 지방

98 **의사가 환자를 직접 볼 수 없어 처방을 전화로 한 경우를 무엇이라 하는가?**

① 즉시 처방　② 정규 처방
③ 일회 처방　④ 필요 시 처방
⑤ 구두 처방

99 **다음 중 호흡을 감소시키는 요인에 해당하는 것은?**

① 연령 증가　② 스트레스
③ 소화하는 과정　④ 카페인
⑤ 흡연

100 **침상의 부스러기를 제거하는 이유는 무엇인가?**

① 침상의 냄새를 제거하기 위함이다.
② 시트 교환의 필요 유무를 확인하기 위함이다.
③ 욕창의 원인일 수 있는 압력을 제거하는 절차이다.
④ 매일 주기적인 차원의 행동이다.
⑤ 대상자의 수면을 돕기 위함이다.

01	②	02	⑤	03	④	04	⑤	05	⑤
06	①	07	①	08	②	09	①	10	⑤
11	⑤	12	⑤	13	②	14	②	15	①
16	④	17	①	18	①	19	①	20	①
21	①	22	⑤	23	③	24	⑤	25	④
26	③	27	②	28	③	29	①	30	②
31	⑤	32	①	33	②	34	⑤	35	②
36	①	37	③	38	②	39	①	40	②
41	③	42	③	43	①	44	⑤	45	④
46	③	47	⑤	48	②	49	③	50	①
51	①	52	①	53	①	54	⑤	55	①
56	⑤	57	①	58	②	59	③	60	②
61	②	62	②	63	②	64	①	65	④
66	④	67	③	68	⑤	69	③	70	④
71	①	72	①	73	①	74	⑤	75	③
76	④	77	⑤	78	①	79	①	80	③
81	④	82	⑤	83	②	84	①	85	④
86	⑤	87	③	88	④	89	⑤	90	②
91	④	92	①	93	①	94	②	95	②
96	⑤	97	②	98	⑤	99	①	100	③

참고문헌

지역사회간호학 I II (2020).

안옥희, 김희걸, 양숙자, 심문숙, 차남현, 최인희, 박선욱, 전미순, 이상주, 최희정 외 공저/현문사

여성건강간호학 I II (2020).

박영주, 심미정, 김혜자, 전나미, 김혜원, 이은숙 외 공저/현문사

핵심콕콕 간호조무사 총정리문제(2016).

이여주,구진 공저/크라운출판사

간호조무사
핵심요약과 출제문제

발 행 일 2022년 8월 1일 초판 1쇄 인쇄
2022년 8월 10일 초판 1쇄 발행

저 자 이여주

발 행 처 크라운출판사
http://www.crownbook.com

발 행 인 이상원
신고번호 제 300-2007-143호
주 소 서울시 종로구 율곡로13길 21
공 급 처 (02) 765-4787, 1566-5937, (080) 850~5937
전 화 (02) 745-0311~3
팩 스 (02) 743-2688, 02) 741-3231
홈페이지 www.crownbook.co.kr
I S B N 978-89-406-4601-4 / 13510

특별판매정가 20,000원

이 도서의 판권은 크라운출판사에 있으며, 수록된 내용은
무단으로 복제, 변형하여 사용할 수 없습니다.
Copyright CROWN, © 2022 Printed in Korea

이 도서의 문의를 편집부(02-6430-7019)로 연락주시면
친절하게 응답해 드립니다.